ÉTUDES CLINIQUES

DOCUMENTS NOUVEAUX

CONCERNANT LE

LACTOPHOSPHATE DE CHAUX

PAR

L. O. DUSART

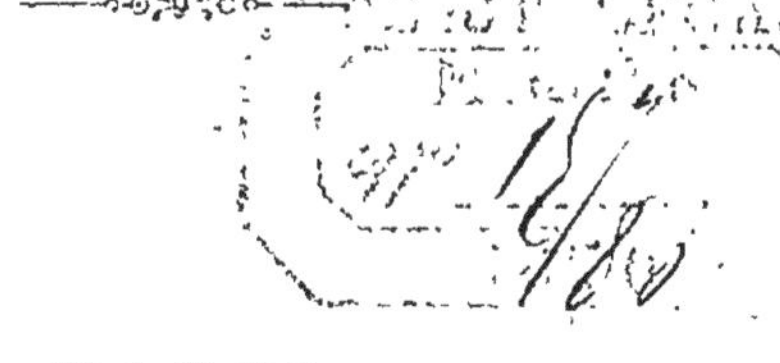

PARIS

8, RUE VIVIENNE, 8

1880

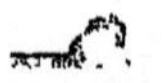

ÉTUDES CLINIQUES

DOCUMENTS NOUVEAUX

CONCERNANT LE

LACTOPHOSPHATE DE CHAUX

PAR

L. O. DUSART

PARIS

8, RUE VIVIENNE, 8

1880

PRÉFACE

En publiant cette troisième partie de nos recherches sur le phosphate de chaux, nous ne prétendons pas avoir épuisé les indications que comporte son emploi. Depuis le début de ces recherches jusqu'à ce jour, nous nous sommes attaché à déterminer, en nous appuyant sur l'expérimentation physiologique, quelles applications pouvait recevoir cette substance, qui joue un rôle si considérable dans la nature organisée.

Nous croyons avoir démontré surabondamment que, sous forme de *lactophosphate de chaux*, ce corps éminemment assimilable, est un agent de nutrition du système osseux ; que sous son influence, la matière protéique des aliments se condense sous forme de tissus et qu'il est par

conséquent un reconstituant physiologique : l'augmentation d'appétit et celle du
poids du corps observées n'étant qu'une
conséquence de cette action.

Nous avons montré [1] quel service il peut
rendre dans le rachitisme, dans la phthisie,
pendant la grossesse, l'allaitement et la
première enfance.

Aujourd'hui, nous apportons un certain
nombre de faits correspondant à des cas
pathologiques variés : fièvre typhoïde, maladies aiguës, albuminurie, diphthéries,
plaies avec ou sans fractures, etc., et dans
lesquels le phosphate de chaux achève de
revêtir la physionomie que toutes nos recherches tendent à lui attribuer : agent de
nutrition et reconstituant physiologique.

L. O. DUSART.

---

1. *Inanition minérale dans les maladies*

ÉTUDES CLINIQUES

DOCUMENTS NOUVEAUX

CONCERNANT LE

LACTOPHOSPHATE DE CHAUX

CHAPITRE Ier.

De la dénutrition dans les maladies aiguës et la convalescence.

A l'époque bien récente encore où florissait dans toute sa puissance l'école *dite* physiologiste, tous les débilitants étaient mis en œuvre pour *juguler* la fièvre, sitôt qu'elle se manifestait. A la saignée venaient s'ajouter les boissons aqueuses, la diète, et, pendant la convalescence, le régime le plus sévère. On proscrivait le bouillon, le vin, le lait, comme des *incendiaires*, et cela dans les formes les plus franchement adynamiques.

Les conséquences d'un tel régime, chacun les connaît. A peine est-il nécessaire de rappeler que, lorsque le malade échappait aux effets réunis de la maladie et du traitement, tout danger était loin d'être conjuré.

Il restait à traverser la convalescence avec ses menaces de rechutes et d'indigestions, d'autant plus graves que le sujet était plus débilité par ce traitement. — Enfin, pendant des années, parfois pendant la vie entière, il fallait lutter contre l'anémie et souvent sans succès.

En moins de trente ans, tout a été transformé. Est-ce à dire que les constitutions se soient modifiées, comme plusieurs l'ont soutenu ? Nous croyons plutôt qu'il faut admettre que le médecin a pris l'habitude de regarder par l'autre bout de la lorgnette. Peut-être est-il possible de soutenir qu'il y a eu, au moins dans les grands centres, un certain étiolement plus marqué qu'autrefois. Cependant, nous ne croyons pas que cette modification soit assez profonde et surtout assez générale, pour expliquer la transformation radicale survenue dans l'interprétation des indications thérapeutiques.

Même à la campagne, au milieu dés paysans dont la constitution s'est plutôt améliorée, il est bien des médecins qui passent des années entières sans faire de saignées, sauf dans certaines périodes des maladies du cœur.

Ce qui est plus vrai, c'est qu'aujourd'hui on ne craint plus de *nourrir la fièvre*. On veut, par des moyens prudemment appliqués, prévenir l'inanition, cette cause de mort qui marche de front et en silence avec toute maladie dans laquelle l'alimentation n'est pas à l'état normal.

Nous allons voir bientôt combien il est facile de légitimer cette façon de procéder et montrer qu'elle n'est que la conséquence nécessaire des études physiologiques et anatomo-pathologiques poursuivies avec succès dans ces dernières années.

Mais, si jadis on tendait trop exclusivement à déprimer les forces, n'est-il pas à craindre qu'aujourd'hui, suivant ce mouvement de bascule qui nous porte si souvent d'un extrême à l'autre, nous ne dépassions les limites rationnelles?

Une telle crainte ne nous paraît pas fondée, grâce surtout à la connaissance plus complète des transformations des aliments dans l'organisme, et à l'usage des médicaments ayant le pouvoir de modérer les combustions.

La marche de la dénutrition, les lésions qu'elle provoque dans les divers tissus, sont déjà suffisamment connues pour permettre de fixer le moment et les limites de l'intervention des reconstituants.

Ainsi, sans citer les travaux entrepris dans ce sens à l'étranger, nous ferons remarquer que, en France, aucun médecin n'a réagi avec autant d'énergie et de bon sens que Monneret, contre les errements signalés dans nos premières lignes et n'en a mieux fait ressortir les dangers.

Aussi croyons-nous ne pouvoir mieux faire que de reproduire ses paroles.

Après avoir rappelé qu'au dernier siècle, les médecins ne craignaient pas de donner à leurs malades, atteints de fièvres graves, les toniques et les vins généreux, prenant pour exemple la fièvre typhoïde, il justifie leur conduite en ajoutant :

« Il ne nous sera pas difficile de prouver que, dans la fièvre typhoïde, la nutrition, c'est-à-dire le mouvement d'assimilation, est, plus que tous les autres actes physiologiques, suspendu, ou, tout au moins, frappé d'adynamie profonde.

« Pour ne citer d'abord que le fait le plus saillant, nous rappellerons qu'une fois que la *turgescence* fébrile des deux ou trois premiers jours est tombée, on aperçoit un amaigrissement considérable de tout le corps. En peu de temps, le poids des malades diminue de trente ou quarante livres. On ne saurait s'imaginer avec quelle promptitude la déperdition de substance a lieu, si l'on n'a pas fait plusieurs pesées successives. Tous les symptômes observés dans la forme grave de la fièvre typhoïde révèlent l'altération de nutrition. Le tissu cellulo-adipeux est résorbé, les muscles s'atrophient, quelquefois même se paralysent ; l'ulcération, le ramollissement, la gangrène, se montrent dans un grand nombre de tissus.

« Les sécrétions spéciales, la biliaire et la rénale s'altèrent. Enfin, les capillaires généraux sont le siége de congestions, d'hémorrhagies qui témoignent d'une altération des solides.

« Il est inutile d'insister plus longtemps sur une série de phénomènes que tout le monde connaît et a observés un grand nombre de fois. Ou sait que, dans la forme ataxo-adynamique, il s'opère souvent en quelques jours une altération si profonde de la nutrition, que le malade n'est plus reconnaissable.

« L'*inanition*, c'est-à-dire la suppression ou la diminution du travail d'assimilation, joue un rôle essentiel dans la production de ces accidents. »

Pour donner plus de poids à cette dernière affirmation, Monneret fait ensuite ressortir l'analogie frappante qui existe entre ces symptômes et ceux qui ont été observés par les médecins belges, dans la *Maladie de famine* des Flandres, et par Chossat, dans des expériences sur l'*inanition*. Mais il se hâte d'ajouter que, seule, l'inanition ne pourrait rendre compte de leur marche rapide et presque foudroyante.

La *dépression du système nerveux* est le second facteur qui vient ajouter ses effets à ceux de l'*ina-nition*.

Dans ses expériences, aujourd'hui devenues classiques, Cl. Bernard nous a montré que si les tissus se nourrissent avec plus d'activité après la section du *grand sympathique*, tant que l'alimentation normale est maintenue, on voit, par contre, quand cette dernière vient à être suspendue, l'activité des actes nutritifs se continuer aux dépens des éléments mêmes de ces tissus et se traduire par des inflammations, avec suppuration, tendance aux hémorrhagies et à la gangrène.

Ces deux conditions se trouvent réunies dans les maladies aiguës à forme adynamique, où la suspension d'action du grand sympathique fournit une libre carrière à des combustions exagérées, que ne compense plus une alimentation réparatrice.

Les conséquences de cette dénutrition rapide dans les maladies aiguës n'avaient pas échappé à l'observation de Laënnec et de Louis, qui nous signalèrent les lésions musculaires visibles à l'œil nu. Avant eux, déjà, Stokes avait décrit les altérations du cœur survenues dans les mêmes circonstances.

Enfin, aidés du microscope, Zenker et quelques observateurs allemands montrèrent dans la fièvre typhoïde, les altérations de la fibre musculaire, que nos médecins français Hayem, Laveran, Bordier, etc., ont plus nettement déterminées.

Ces derniers surtout, généralisant les faits signalés par leurs prédécesseurs, ont vu que, dès la fin du premier septénaire de la plupart des fièvres graves, on pouvait constater à l'œil nu, dans la couleur du tissu musculaire, des modifications consistant en stries jaunâtres sur un fond rouge sombre, ou dans un état finement tacheté. Le microscope révèle, aux points correspondants, un état d'abord granuleux, puis granulo-vitreux, avec disparition des stries normales, et friabilité extrême des fibres.

Ves la fin de la maladie, quand les lésions ont atteint ce dernier degré, survient une période de réparation dont le processus n'est pas encore bien connu et de nouveaux éléments viennent prendre la place de ceux que la dénutrition a frappés.

Cette *déchéance musculaire* explique la profondeur de l'amaigrissement et de l'émaciation générale, ainsi que la faiblesse, dans certains cas l'impuissance, la paralysie des convalescents[1], lorsque la désassimilation n'a pas été arrêtée dans ses

---

1. Les lésions du système nerveux signalées par MM. Carville et Bochefontaine à la Société de Biologie, séance du 17 octobre 1874, expliquent la production de cette paralysie.

progrès et que des aliments suffisamment réparateurs n'ont pas comblé les pertes inévitables.

L'altération des fibres musculaires du cœur et
la transformation granuleuse des parois des petits
vaisseaux rendent compte de la fréquence des
hémorrhagies interstitielles, et de la tendance
aux syncopes, que provoquent des causes même
légères.

Cette fonte générale des tissus se traduit par le
passage, dans les urines, d'acide urique en excès,
souvent aussi d'albumine et d'autres produits azotés incomplètement transformés. On rencontre
encore dans les urines des sels de toute nature et
spécialement une grande quantité de phosphate
de chaux, que nous voyons constamment partager
le sort des substances albuminoïdes.

Ainsi donc, en dehors des lésions propres à
chacune des maladies aiguës et de leurs complications, on se trouve *constamment* en présence de
deux indications des moins douteuses : *sidération
du système nerveux,* à laquelle il faut opposer des
excitants spéciaux ; *défaut d'alimentation,* que doit
atténuer autant que possible l'emploi des reconstituants.

Nous avons vu que déjà les anciens avaient en partie satisfait à la première par l'administration de vins généreux, dont ils n'avaient pas, il est vrai, saisi le mode d'action réel. Aujourd'hui, on prescrit dans ce but la digitale et les autres modérateurs de la circulation et surtout l'alcool, sous des formes variées dont la plus connue est la potion de Todd.

Cet excitant, dont l'action peut jusqu'à un certain point, être rapprochée de celle du galvanisme, fait contracter les vaisseaux sanguins, diminue la congestion des tissus et les combustions dont ils sont le siége et, par suite, fait rapidement baisser la température.

Il ne faudrait pas croire que ces médicaments, et spécialement l'alcool, agissent à la manière des aliments en *nourrissant la fièvre*, ou « en mettant l'économie au niveau du travail qu'elle á à accomplir » (Béhier). Non, ils diminuent les pertes de l'organisme, mais ne *l'enrichissent* pas effectivement.

Ce dernier point, répondant à la seconde indication dont nous avons parlé, est d'autant plus difficile à atteindre, que les sécrétions de la muqueuse digestive et, par suite, la digestion, sont suspendues par la fièvre, et qu'il est dangereux, surtout dans les affections intestinales, de laisser des aliments indigérés et par conséquent irritants, en contact avec des surfaces enflammées, souvent même ulcérées.

Il faut donc relever les fonctions de l'estomac ou y suppléer, c'est-à-dire introduire avec les aliments une substance qui en provoque la digestion et qui, passant ensuite avec eux dans le sang, assure leur fixation au sein des tissus.

C'est ici qu'intervient avec avantage le phosphate de chaux, sous forme de lactophosphate. Car, d'une part, l'acide lactique qu'il contient dissout et digère les parties albuminoïdes des aliments et supprime, pour ainsi dire, le travail du tube digestif. D'autre part, le phosphate de chaux, accompagnant ces mêmes substances dans l'intimité des organes, les y fixe à l'état de tissus.

Dans notre livre de l'*Inanition minérale*, nous nous sommes efforcé de démontrer nettement l'action réelle du phosphate de chaux sur la nutrition et nous avons tout particulièrement appelé l'attention sur la différence capitale qui existe entre lui et les phosphates alcalins proprement dits.

Quelques mots suffiront pour résumer cette question et en faire ressortir l'importance.

Les recherches des chimistes français et étrangers ont montré que les substances albuminoïdes renferment toutes des phosphates, qui semblent faire partie intégrante de leur molécule. Ceci est aujourd'hui connu de tous et mis hors de contestation. Mais ce que l'on n'a pas suffisamment vu, est le fait suivant : considérez, au point de vue de leur base, les phosphates contenus dans l'albumine sous ses divers états, et vous verrez que les phosphates *alcalins* sont d'autant plus abondants, que la substance protéique s'éloigne davantage de l'état organisé. Au contraire, à mesure que l'albumine, dans ses métamorphoses successives, tend à se rapprocher de l'état de fibre et de cellule, à devenir solide, on voit une partie de plus en plus notable du phosphate alcalin faire place au phosphate *de chaux*.

Il y a donc, au point de vue des phénomènes

de nutrition, une sorte d'antagonisme entre les phosphates alcalins à action dissolvante et le phosphate de chaux qui tend à *insolubiliser* et à fixer l'albumine à l'état de cellule et de fibre.

Ceci posé, on comprend pourquoi, dans les expériences de Chossat que nous avons répétées et complétées, le blé mondé dont les cendres contiennent 69 p. 100 de phosphates alcalins contre 6 p. 100 seulement de phosphate de chaux, ne pouvait suffire à former des muscles, contenant en moyenne 27 p. 100 de phosphate calcaire, et encore moins des os, dont ce dernier forme presque uniquement la partie solide. Aussi, avec une telle alimentation, les animaux en expériences devaient-ils succomber avec tous les phénomènes de l'inanition, et cela au milieu d'une apparente abondance de nourriture.

C'est pour n'avoir pas fait cette distinction si importante que des thérapeutistes ont commis l'erreur de proposer les phosphates du blé comme types de phosphates reconstituants et ont affirmé que les cendres du froment contenaient 75 p. 100 de phosphates calcaires, englobant ainsi, sous le même titre, la très-faible proportion de chaux et la masse alcaline si considérable contenue dans cette céréale[1].

Ainsi donc, avec les phosphates alcalins l'albumine peut exister ; mais pour devenir fibre et cellule, elle a besoin d'une certaine proportion de phosphate de chaux que ne contiennent pas tous les aliments.

Le lactophosphate de chaux semble donc répondre parfaitement à la seconde indication dont nous nous occupons. Cependant, lors de son apparition, ce ne fut guère que pendant la convalescence qu'on le prescrivit.

N'est-il pas évident que cette dernière période sera d'autant moins longue et moins dangereuse, que la nutrition aura moins souffert pendant la période d'état de la maladie, et que les tissus auront été moins profondément modifiés ?

Pénétrés de cette idée, plusieurs médecins ont pris l'habitude d'administrer, dans les fièvres graves, le sirop de Dusart comme sirop édulcorant des boissons[2]. Ils prescrivent le médicament

---

1. Trousseau et Pidoux, revu par le docteur Constantin Paul. Tome Ier, page 484. Paris, 1875.

2. « Dans la fièvre typhoïde, nous avons obtenu des résultats

sous forme de vin, quand l'état du système nerveux réclame à la fois l'emploi des alcooliques et
celui des reconstituants. Les observations qui
vont suivre montreront que les faits confirment la
théorie.

Il convient généralement d'attendre que la période de *turgescence fébrile,* dont parle Monneret,
soit passée, et lorsque l'affaissement commence,
de prescrire le sirop à la dose de 4 à 6 cuillerées
par jour, dans les boissons ou le vin à la dose de
trois à quatre verres à Bordeaux.

Le premier effet de cette conduite est de dimi-
nuer l'expression de stupeur de la physionomie.
Le regard est plus ferme, la langue moins sèche
et la parole mieux articulée. Il n'est pas rare,
dans les cas peu intenses, de voir les malades
réclamer, après quelques jours, de la nourriture.
On peut donner assez vite un peu de lait et quel-

---

frappants de l'emploi du vin et du sirop de Dusart. Sur 18 cas
où nous y avons eu recours, nous avons eu 18 succès. Dans
ces 18 cas figurent 12 fièvres typhoïdes bénignes, sans forme
prédominante ; 2 cas de forme méningitique (ataxo-adynamique
grave) ; 3 cas à forme pectorale. Désormais nous employons
exclusivement le sirop de Dusart comme édulcorant des boissons prises par les malades. »

Dr Paquet

quefois même des œufs plutôt chauffés à 50 ou 60 degrés, que réellement cuits.

Quand la maladie revêt une forme très-grave, le médicament contribue efficacement à rendre l'adynamie moins profonde, et nous tenons à signaler ce fait que nous n'avons pas observé une seule fois les *eschares* ni les ulcérations, si fréquentes ordinairement chez les malades sérieusement atteints.

Le lactophosphate de chaux, faisant, pour ainsi dire, partie de l'alimentation, ne contre-indique nullement le traitement, par les moyens spéciaux, de la maladie elle-même et de ses complications. Peut-être même pourrait-on ajouter que, s'opposant à la suspension trop complète des fonctions du tube digestif, il favorise l'absorption des médicaments et rend leur action plus sûre.

Chez les convalescents, le lactophosphate de chaux rend encore des services de diverses natures. Parmi ces sujets, en effet, les uns ne sentent pas le besoin de réparer leurs pertes : ils restent dans un état d'atonie et d'indifférence. La maladie a disparu et cependant l'individu continue à s'affaiblir et peut succomber dans le marasme[1]. Les autres, au contraire, et c'est le plus grand nombre, entraînés par un appétit impérieux, sont portés à manger avec gloutonnerie, tandis que leur estomac, encore débile, et sécrétant fort peu de suc gastrique, ne peut faire face à de tels excès. De là des indigestions graves et des rechutes qui en sont la conséquence presque fatale.

Chez les premiers, le phosphate de chaux assurant la digestion et l'assimilation des substances ingérées, provoque l'appel de nouveaux aliments et relève l'appétit. Suppléant chez les seconds à l'insuffisance fonctionnelle de l'estomac, il prévient les inconvénients et les dangers des écarts de régime et d'une alimentation trop rapidement augmentée.

Voici quelques exemples des résultats obtenus en suivant la voie que nous indiquons :

---

1. C'est spécialement à la suite de la rougeole et de la fièvre typhoïde chez les enfants, qu'il est fréquent de rencontrer cette indifférence pour l'aliment et que le lactophosphate de chaux a procuré les résultats les plus rapides et les plus frappants. Nous en avons observé des exemples remarquables dans les hôpitaux d'enfants où la population se présente en général dans un si grand état de débilité.

OBSERVATION Iʳᵉ.

(Recueillie par le Dʳ Delzenne.*)*

Fièvre typhoïde grave. — Très-peu de convalescence.

Mˡˡᵉ Jeanne D..., âgée de douze ans et demi, fille d'un de nos officiers de l'armée de Metz, fut atteinte à Paris, le 14 novembre 1870, de fièvre typhoïde, avec prédominance au début de phénomènes thoraciques, caractère retrouvé dans la plupart des cas observés pendant le siége de Paris. Il fut facile de maintenir la liberté du ventre dont le ballonnement fut presque nul.

Jusqu'au douzième jour, je combattis la congestion pulmonaire par l'oxyde blanc d'antimoine associé aux opiacés.

Le 26, le ventre se ballonne, la diarrhée devient continue, involontaire, fétide; subdelirium.

27. Somnolence profonde; coma. De temps à autre et surtout lorsque l'on cherche à éveiller fortement l'attention de la malade, celle-ci pousse des cris prolongés, aigus, rappelant les cris hydrencéphaliques. Aucune parole articulée.

La nuit, aucun repos : cris plus fréquents, plus aigus que pendant le jour. Pas de raideur du cou. On parvient à grand'-peine à faire avaler de l'eau rougie, sucrée avec le sirop de Dusart, et le peu de bouillon de cheval qu'il est possible de se procurer.

Le chloral et le bromure de potassium donnent à peine une heure de sommeil.

Contre les phénomènes abdominaux, extrait de quinquina, 4 gr. ; sous-nitrate de bismuth, 4 gr.

28. Pouls tombé de 120 a 108. Persistance du délire.

1ᵉʳ décembre. Délire beaucoup moindre ; la malade comprend les questions, mais son attention ne peut être long-temps fixée ; elle répète, comme un écho, les derniers mots de chaque phrase qu'on lui adresse.

3. Plus de diarrhée ni de ballonnement du ventre ; pouls à 90 ; toux rare, œil vif, parole nette, la malade demande à manger. Toujours même dose de sirop.

On parvient à trouver quelques œufs conservés qui sont bien digérés. La malade mange avec avidité les viandes de cheval, de chien, tout ce que l'on peut trouver pour la nourrir.

Grâce au sirop de Dusart, aucune indigestion ne survient, malgré la voracité avec laquelle les aliments sont pris. Les forces revenaient rapidement, lorsque le 6 se montra une éruption de muguet qui envahit en un jour toute la bouche et l'arrière-gorge.

Quelques applications de borax énergiquement pratiquées nous débarrassèrent de cette complication, et les choses marchèrent désormais avec une telle rapidité, la convales-cence fut si courte que, le 12, Mlle Jeanne D... vint à pied de la caserne du Louvre jusqu'au milieu du faubourg Saint-Honoré, sans que la rigueur de la saison la fît souffrir.

OBSERVATION II.

(Recueillie par les D^rs DE COURTYS *et* DUSART.)

Pneumonie. — Parotidite suppurée.

Le 27 juillet 1871, en l'absence du Dr de Courtys, je fus appelé près de Mme H..., âgée de 55 ans, grande, très-maigre, profondément affaiblie par des maladies antérieures et par les privations imposées par les derniers événements.

Elle a eu déjà trois atteintes de pneumonie du côté gauche.

Il m'est facile de constater en arrivant une quatrième attaque de pneumonie, toujours du même côté. Du haut en bas de ce côté, râles crépitants fins et souffle sur quelques points. Sous l'aisselle, frottements pleuraux très-nets. Au même point, douleur très-vive à chaque inspiration.

Pouls à 112 ; face atone, sans expression ; parole lente et pénible. Cet affaissement s'explique par l'existence coïncidente de sueurs abondantes et de diarrhée.

Oxyde blanc d'antimoine, 2 gr. ; extrait de quina, 2 gr. ; vésicatoire *loco dolenti*, bouillon et eau rougie.

29. Même état général. Souffle rude généralisé. Traitement *ut suprà*. Ajouter dans l'eau rougie 4 cuillerées à bouche de sirop de Dusart.

31. Voix nette et ferme, plus de diarrhée ; quelques râles de retour disséminés çà et là. Pouls, 90.

2 août. Le mieux continue, l'appétit renaît.

3. Pouls à 80 ; râles nombreux, fins ; appétit satisfaisant. Cependant la face a perdu beaucoup de son expression vive et gaie : il existe une sorte de somnolence que rien n'explique.

4. Pouls à 120, prostration profonde ; tout le côté droit de la face est envahi par une tuméfaction notable et douloureuse qui s'étend jusqu'au milieu du cou.

Dans le poumon gauche, de gros râles sous-crépitants se mêlent aux râles de retour.

5 cuillerées de sirop de Dusart. Extrait de quina, 3 gr. Vin de Bordeaux, 2 œufs à la coque. Bouillon.

6. Pouls, 108. Même état général : deux scarifications superficielles.

7. Le D#r de Courtys revient et continue le traitement ; je ne crois pouvoir mieux faire que de copier textuellement la note qu'il m'a remise :

A mon retour de la campagne, je retrouvai Mme H...,

avec une fièvre intense : pouls à 115 ; toux ; expectoration abondante. À la joue droite, parotidite caractérisée par un gonflement rouge violacé, considérable, envahissant tout ce côté de la face et du cou, s'accompagnant de douleur vive, lancinante. Les deux mâchoires serrées l'une contre l'autre, permettent à peine l'introduction entre elles du bout de la langue.

Les scarifications ont produit un soulagement momentané, mais aujourd'hui la fièvre reprend plus vive et avec frissons.

4 cuillerées de sirop de Dusart ; une pilule d'extrait thébaïque de 0,04. Lotions et cataplasmes émollients.

Pendant 5 jours, l'état reste à peu près stationnaire ; la malade ne prend d'autre nourriture qu'un peu de bouillon et d'eau rougie, édulcorée avec le sirop de Dusart.

Le sixième jour, la fluctuation étant manifeste, quoique le pus fût profondément situé, je fis une large incision par où s'échappèrent quelques gouttes seulement d'un pus fétide, très-épais.

Un second coup de bistouri eût été nécessaire ; la malade refusa obstinément.

Aussi quelques jours après, la matière purulente se faisait jour d'elle-même à travers le pavillon de l'oreille, en même temps que le derme aminci de la partie inférieure de la joue cédait à son tour pour donner naissance à deux fistules, qui ne tarirent qu'à la fin du mois d'août.

Pendant plus d'un mois, Mme H... fut donc en proie à la fièvre, à la souffrance, et dut fournir les éléments nécessaires au travail de réparation et de suppuration qui se produisait chez elle ; elle ne prit que peu de nourriture substantielle, car il lui était extrêmement difficile d'entr'ouvrir la bouche. Cependant ses forces se sont constamment maintenues, et la convalescence a été si courte qu'on pourrait presque dire qu'elle n'en a pas eu.

A quoi attribuer un pareil résultat ? Le doute n'est pas possible : c'est uniquement à l'action réparatrice du lacto-phosphate de chaux et à la résistance à la dénutrition, imprimée par lui aux tissus.

Le sirop de Dusart fut administré d'abord à la dose de 4 cuillerées à bouche et continué pendant plus de quinze jours à raison de 6 et même 7 cuillerées par vingt-quatre heures.

OBSERVATION III.

(Recueillie par le Dr BLACHE.)

Fièvre typhoïde. — Vomissements continus.

Le 10 avril 1871, M. L..., jeune garçon de 11 ans, fut atteint de fièvre typhoïde qui, jusqu'au septième jour, parut tout à fait bénigne.

Le 17 débuta un délire continu avec vomissements de toutes les substances ingérées sous quelque forme que ce fût.

Le pouls était de 130 à 138, la soif ardente ; je conseille de sucrer les boissons avec le sirop de Dusart.

La première cuillerée arrête les vomissements. Un flacon de sirop est presque complétement vidé en quarante-huit heures.

Le second jour, plus de délire ; le pouls est à 110.

Je permets le lait et les bouillons, qui sont pris avec plaisir et bien tolérés.

Le 21, le malade demande à manger ; le pouls est à 90 ; la soif presque nulle.

Je donne le sirop par cuillerée à dessert toutes les quatre heures, et j'augmente la proportion des aliments.

Dès lors, la marche de la maladie reprend sa bénignité du début, et la convalescence fut si courte que le 8 mai M. L... jouissait de la plénitude de la santé.

OBSERVATION IV.

(Recueillie par le Dr Lesage.)

Fièvre typhoïde.

Mlle M..., grande, très-développée, blonde, 18 ans, est réglée depuis peu et encore irrégulièrement.

1er décembre 1871. Mlle M... se plaint depuis plusieurs jours de perte d'appétit avec constipation, quelques palpitations, un peu d'angine : sommeil agité avec rêvasseries et cauchemars.

6. La céphalalgie se déclare nettement : épistaxis répétés, vertiges ; toujours constipation. Toutes les nuits le délire se montre, mais calme.

Je ne suis appelé que le 10. Je trouvai la peau chaude, sèche, le pouls à 104 ; la respiration est saccadée, suspirieuse ; la percussion de la poitrine donne partout de la sonorité. Râles sous-crépitants disséminés dans les deux poumons.

Gargouillement et douleur dans la fosse iliaque droite. La langue est sèche et rouge. L'intelligence n'est pas troublée pendant le jour, les réponses sont nettes : pas de stupeur de la face ; quelques taches rosées lenticulaires.

Limonade purgative. Potion avec oxyde d'antimoine, eau de laurier cerise et extrait de jusquiame. Trois cuillerées à bouche de sirop de Dusart dans l'eau rougie, bouillon.

14. 100 pulsations, râles nombreux et volumineux ; langue sale, mais humide ; pas de sommeil La limonade purgative a été vomie.

Ipéca, 3 grammes. Sinapismes sur les parois thoraciques ; vin de Dusart, 3 verres, au lieu du sirop.

15. Le vomitif a donné de bons résultats. Nuit plus calme. Respiration toujours pénible, mais moins profondément suspirieuse : quelques soubresauts de tendons. Pouls à 96.

16. Un peu d'agitation : la langue est un peu plus sèche ; la toux fréquente et les râles abondants.

Un enduit pultacé léger couvre certaines parties des amygdales.

Supprimer la jusquiame de la potion : gargarisme boraté. Sinapismes. Maintenir le ventre libre.

17. L'amélioration est sensible sur tous les points. Cependant il reste toujours beaucoup d'anxiété de la respiration et une douleur vive à la gorge. Ventre libre. Intelligence nette.

Augmenter le vin de Dusart. Maintenir l'oxyde blanc d'antimoine à la dose de 5 grammes.

19. La malade a 104 pulsations : elle est agitée, délire un peu même pendant le jour ; se plaint d'une douleur de gorge de plus en plus vive et de constriction violente des parois thoraciques. Langue humide, un peu de rougeur seulement au pharynx.

Connaissant l'impressionnabilité extrême de Mlle M..., j'attache peu d'importance à ses plaintes : cependant, craignant que la dose élevée de l'oxyde d'antimoine ne soit nuisible, je le supprime.

21. Transformation de la malade : peau fraîche ; sommeil calme ; garde-robes naturelles ; très-peu de délire la nuit ; 88 pulsations, langue nette.

Potage, vin, lait.

25. Appétit. La constipation étant revenue a donné de la fièvre et de l'agitation. 96 pulsations.

Limonade purgative.

27. La constipation étant éliminée, tous les accidents disparaissent pour ne plus se reproduire et la convalescence s'engage franchement.

29. La malade se lève. Excellent appétit; digestions faciles. Continuer le vin de Dusart pendant huit jours à la dose de deux verres par jour.

Chez cette malade, d'une susceptibilité nerveuse toute particulière, l'état général a pu être constamment maintenu à un degré satisfaisant. Il n'y a pas eu de tendance aux eschares, et la convalescence a marché avec une grande rapidité.

OBSERVATION V.

(*Recueillie par le* Dr BLACHE.)

Rechute de fièvre typhoïde.

Je suis appelé le 14 juin 1871 auprès du jeune B..., âgé de 6 ans, arrivé au vingt-sixième jour d'une fièvre typhoïde dont la marche avait été parfaitement régulière et dont la convalescence semblait devoir marcher sans encombre, lorsqu'un écart de régime vint tout remettre en question.

Les symptômes présentés par le jeune B... étaient fort alarmants. Fièvre violente, alternatives de coma et de délire aigu; ballonnement du ventre, etc. Un purgatif avait été vomi, et le médecin traitant réclamait une consultation.

Je conseillai d'abord 10 centigrammes de calomel en 10 paquets :

Des garde-robes abondantes et la suspension du délire furent les résultats de cette première mesure.

Comme boisson, je ne donnai que de l'eau additionnée

d'une forte dose de sirop de Dusart pendant les deux jours qui suivirent.

Le troisième, l'enfant accepte un peu de bouillon, refusé absolument jusque-là : deux jours après, le malade demande à manger et mange, dès lors, avec une telle insistance que l'on doit le surveiller scrupuleusement pour éviter un nouvel accident.

Le pouls, qui était au début à 128, diminua régulièrement et se trouvait à 80 le huitième jour, sans exacerbation le soir.

Je permets d'augmenter successivement l'alimentation, et le malade buvant fort peu, je remplace le sirop de Dusart par le vin.

Cette fois la convalescence bien établie ne fut plus arrêtée, et le quinzième jour qui suivit ma première visite, le malade put sortir.

Dans les faits que l'on vient de lire, l'organisme a subi l'atteinte d'une dénutrition aiguë, provoquée par des combustions intenses, que ne venait contrebalancer aucune alimentation.

A ces cas foudroyants, il convient d'opposer ceux dans lesquels le mouvement fébrile est peu prononcé, parfois nul. Ceux-là conduisent lentement, mais sûrement à l'inanition, par suite du trouble apporté aux fonctions d'assimilation par une maladie générale chronique ou par une affection locale des organes digestifs. Nous en avons déjà parlé aux articles Phthisie et Dyspep-

sie, dans le volume intitulé : *De l'Inanition minérale* (Paris, Delahaye).

Le Dr Blache en a cité d'autres en montrant
le secours que le médecin pouvait attendre du
lactophosphate de chaux dans le traitement des
cachexies.

Ce ne sont pas les seules circonstances dans
lesquelles l'inanition minérale puisse se produire.
Que l'on se rappelle les phénomènes observés
par nous et décrits dans le mémoire publié par les
Archives générales de médecine, numéros de décembre 1869, janvier et février 1870. Un pigeon recevant du froment soigneusement mondé et de
l'eau distillée, se trouva, en quelques mois, amené
aux limites extrêmes de l'épuisement et de l'inanition. On eût cependant pensé que ce granivore
se trouvait dans les conditions les plus favorables
de l'alimentation. Il n'en était rien et nous en
avons donné la raison, en montrant que le blé qui
faisait sa nourriture est très-riche en phosphates
alcalins (69 p. 100 des cendres) et très-pauvre en
phosphate de chaux (6 p. 100), tandis que les os
qu'il fallait former ou entretenir en contiennent
environ 95 p. 100 et les muscles de 22 à 27 p. 100.

Un fait à peu près semblable se passe sous nos yeux, dans une classe nombreuse d'hommes jeunes et vigoureux, placés en apparence dans les meilleures conditions hygiéniques ; nous voulons parler de nos *soldats*.

Les statistiques les plus autorisées établissent que, parmi ces hommes choisis, la mortalité atteint, dans les premières années du service, un chiffre plus que double de celui des sujets de même âge restés dans la vie civile. Cependant la ration du soldat paraît avoir été fixée après des études sérieuses et en tenant un compte exact de la valeur de chacun de ses éléments. Il y a malheureusement ici à faire deux objections de la plus haute gravité. La première est que cette ration est à peine une ration *d'entretien*, par conséquent tout à fait insuffisante pour des hommes de 20 ans en pleine activité de *croissance*. La seconde, c'est qu'on attribue au pain une valeur nutritive qu'il est loin de posséder en réalité.

Cette erreur est partagée, du reste, encore aujourd'hui, par des hommes qui se sont occupés d'hygiène et de thérapeutique, et l'on voit le Dr Constantin Paul, dans le premier volume du

Traité de thérapeutique de Trousseaux et Pidoux, page 487, citer le pain de munition comme un aliment de premier ordre, même au point de vue de sa contenance en phosphate de chaux.

Sans doute, le soldat reçoit plus de viande, en général, que dans sa famille, mais la compensation est insuffisante et de beaucoup. Il ne faut pas oublier qu'à la campagne la pauvreté du pain en éléments calcaires est largement compensée par l'usage des pommes de terre, des haricots, des pois et des fèves, aliments plus complets que le premier ; que la viande y est remplacée par le lait, le fromage, les œufs. Enfin, que le régime de la caserne est *uniforme* et peu varié, comme celui qu'impose au matelot la longue durée de traversées en mer.

Comment lutter contre d'aussi mauvaises conditions, dont l'importance doit être sentie aujourd'hui mieux que jamais et auxquelles il faut joindre encore l'influence des agglomérations dans la caserne ? Le Dr Maury, dans un travail très-sérieux, étudie cette question et propose, comme remède au mal, d'augmenter de 50 grammes la ration de viande. Nous croyons ce moyen très-

insuffisant et il nous semble que, tout en l'adop-
tant, il faudrait surtout augmenter la proportion
de légumes secs, pois, haricots, pommes de terre,
et que l'on pourrait en outre transformer le pain
de munition en un *aliment complet,* en y ajoutant
la chaux, le seul élément qui lui manque.

Rappelons qu'il nous a suffi d'ajouter au blé un
peu de carbonate de chaux, pour replacer le
pigeon sur lequel nous expérimentions, dans des
conditions normales d'alimentation. Grâce à cette
simple addition, les forces reparurent et l'état général redevint aussi parfait qu'avant l'expérience.

Que l'on veuille bien considérer aussi que la
fameuse saucisse prussienne contient, comme
base, des pois très-riches en sel calcaire, et l'on
comprendra pourquoi elle a soutenu les forces du
soldat avec tant d'efficacité. En tenant compte de
ces observations, on trouvera rationnelle la pro-
position que nous avions déjà faite pendant le
siége de Paris et que nous renouvelons aujour-
d'hui, d'ajouter au pain de munition la quantité
de carbonate de chaux suffisante pour en faire un
aliment complet. Il suffirait, croyons-nous, d'ajouter environ 400 grammes de carbonate de chaux

par 100 kilogr. de farine, pour observer très-rapidement une modification profonde dans la santé de nos jeunes soldats.

Ce serait, selon nous, le meilleur moyen de remplacer cette proportion de sel calcaire qui, disparaissant chaque jour de l'économie, n'est remplacée que d'une façon incomplète et laisse un déficit très-faible chaque fois, mais qui, se répétant tous les jours, finit par miner sourdement l'organisme jusqu'au jour où éclate la phthisie ou la fièvre typhoïde !

CHAPITRE II.

De l'action thérapeutique du phosphate de chaux dans certaines maladies diathésiques et cachectiques, avec albuminurie, et dans les affections diphthéritiques [1].

Le rôle thérapeutique du phosphate de chaux, dans les cas où la nutrition est plus ou moins profondément troublée, a été si clairement démontré et défini par l'observation expérimentale et clinique, qu'il ne saurait plus être aujourd'hui l'objet d'une contestation de bonne foi. Mais ce rôle ne se borne pas à une action reconstituante, réparatrice des forces affaiblies et déviées à la fois, grâce à l'influence du médicament sur les fonctions digestives.

Le phosphate de chaux agit d'une façon plus directe et en quelque sorte plus intime sur les

1. Ce mémoire a été présenté et lu à la Société de thérapeutique dans la séance du 10 mars 1875, par M. le docteur R. Blache.

actes mêmes de la nutrition, et il peut, à raison de
ce mode particulier d'action, intervenir avec efficacité dans le traitement de maladies trop souvent
rebelles aux moyens que l'on est habitué à leur
opposer. C'est ce que nous nous proposons de
montrer dans ce travail.

Tout le monde connaît aujourd'hui les rela-
tions constantes que les recherches de Boussin-
gault, Lehmann, de Saussure, Mayer, etc..., ont
démontré exister entre le chiffre de l'albumine et
celui des phosphates que contiennent les corps
organisés.

Il résulte de recherches plus récentes et qui
complètent celles qui précèdent, que si partout
les phosphates sont intimement unis à l'albumine,
celle-ci possède des propriétés et un état très-dif-
férents, selon que la base du sel est constituée
par les alcalins proprement dits, ou par la chaux.
(*De l'Inanition minérale dans les maladies.*)

Dans le premier cas, l'albumine, combinée aux
phosphates alcalins, reste liquide et incapable de
revêtir la forme figurée ; dans le second, avec le
phosphate de chaux, l'albumine acquiert la propriété de se solidifier, et, se fixant dans les tissus,

de résister à l'action dissolvante du liquide sanguin, dont la réaction est toujours alcaline.

Bien plus, la substance azotée, suivie à travers les diverses transformations qu'elle subit pour arriver à la forme figurée, albumine, fibrine, globules du sang et enfin fibres de toute nature, se montre d'autant plus riche en principes calcaires, qu'elle s'approche davantage de l'état solide.

Nous trouvons dans ces faits la seule interprétation rationnelle que l'on puisse donner de la célèbre expérience de Chossat.

En répétant cette dernière avec M. Dusart, nous avons constaté que la chaux ne relevait la nutrition chez l'animal inanimé, qu'en empruntant l'acide phosphorique des phosphates alcalins contenus dans les céréales, base de l'alimentation des animaux en expérience. C'est donc l'union des deux corps, acide phosphorique et chaux, qui influence la nutrition, et non pas la base seule, comme le pense le Dr Caulet dans le travail théorique présenté l'an dernier à la Société médicale de l'Élysée. Ce n'est pas non plus l'acide seul, comme quelques Allemands l'ont avancé, par ignorance des propriétés opposées des phosphates contenus dans les diverses formes d'albumine.

Quant à l'absorption du phosphate de chaux en nature, qui a été également niée d'après les vues théoriques, il suffit pour la prouver de rappeler les expériences faites par M. Dusart et par moi sur des animaux ayant subi des fractures, et rapportées en détail par le travail publié par les *Archives générales de médecine*. Je ne crois pas qu'il existe de théorie capable de contre-balancer l'importance de *faits* aussi nettement observés.

Si, du reste, le phosphate n'était qu'un anti-dyspeptique comme on l'a encore soutenu, on ne s'expliquerait pas que son usage se soit généralisé à tous les cas où la nutrition est en souffrance, même sans altération des fonctions digestives.

Laissant de côté pour aujourd'hui ces questions diverses, je voudrais, messieurs, appeler votre attention sur une série de faits pathologiques qui m'ont été communiqués par plusieurs confrères, depuis la publication d'un fait de croup guéri par le phosphate de chaux, et dans lesquels le phosphate me semble avoir agi surtout comme insolubilisateur et d'une façon pour ainsi dire mécanique.

Les observations ainsi accueillies ne sont pas nombreuses, mais comme les résultats obtenus sont susceptibles d'une interprétation toute physiologique, mon désir est de provoquer leur contrôle par de nouveaux faits. On saura ainsi si les observateurs se sont trouvés en présence de cas fortuits et exceptionnels, ou s'il est légitime de ranger le phosphate parmi les agents capables de modifier la marche de maladies restées jusqu'ici trop souvent au-dessus des ressources de l'art.

Avant d'aborder les faits réellement pathologiques, je signalerai un état organique observé chez un grand nombre d'enfants, amenés par un lymphatisme très-prononcé jusqu'aux extrêmes limites qui séparent l'état normal de la maladie. Chez eux, comme le dit M. Potain, les chairs molles et bouffies semblent imbibées par des sucs nourriciers incapables de s'organiser en tissus. L'introduction du phosphate de chaux modifie les propriétés de l'albumine et fait succéder la fermeté, la condensation des éléments organiques à la mollesse et au défaut de vitalité signalés plus haut. Il est peu de médecins aujourd'hui qui n'aient observé de semblables modifications ; aussi ne semble-t-il pas intéressant d'en citer des exemples.

Dans un grand nombre de cas, l'albumine, au lieu d'être maintenue à l'état liquide au sein des tissus, est éliminée sous diverses formes et par des voies différentes. Ceux-ci nous arrêteront davantage.

Dans sa remarquable étude sur l'albuminurie, M. le professeur Gubler a montré que, dans cette affection, la lésion rénale était tantôt primitive, tantôt consécutive et alors provoquée par le passage à travers les reins de l'albumine contenue en excès dans le sang et agissant comme corps étranger sur les canalicules traversés par elle.

Nous ne parlerons pas de la première forme ; mais si nous recherchons, avec M. Gubler, dans quelles conditions se produit l'hyperalbuminose, nous voyons tantôt que l'alimentation est trop azotée, soit absolument, chez l'homme en santé ; soit relativement, chez le malade ou le convalescent dont la faculté d'assimilation est diminuée.

Tantôt, au contraire, elle survient lorsque, sous le coup d'un empoisonnement ou d'une maladie aiguë ou chronique, d'une asphyxie lente, etc., le travail de désassimilation, plus rapide que le travail d'assimilation, rejette dans le sang les déchets des tissus, sous forme de produits azotés incomplétement transformés.

A l'appui de notre manière de voir, nous rappellerons encore cette remarque faite par notre savant maître, que chez l'enfant, dont le mouvement de nutrition est actif et puissant, l'albuminurie, à la suite des fièvres graves, se montre moins facilement et avec moins d'abondance que chez l'adulte, dont la faculté d'assimilation est moins énergique.

Il nous semble donc tout à fait indiqué de rendre à l'organisme cette activité des fonctions de nutrition et de tenter de fixer, sous forme de tissus, cette albumine qui tend à une élimination prématurée.

Ce résultat semble avoir été atteint dans les trois observations qui vont suivre et qui sont dues, la première au Dr Monod, les deux autres au Dr Paquet, de Lille.

OBSERVATION I.

(*Communiquée par le* Dr Louis Monod.)

**Albuminurie avec œdème chez un phthisique. — Lactophos-
phate de chaux. — Amélioration remarquable.**

Je fus appelé, le 7 octobre 1871, dans une maison de
santé de l'avenue de Neuilly, près de M. X..., âgé de 56 ans.

Ce malade, de haute taille et bien proportionné, fait
remonter à deux ans le début de sa maladie. Jusque-là,
sa santé était excellente et il ne s'était que très-rarement
enrhumé.

Mais, depuis lors, toux sèche, fréquente, sans accès violents,
sans hémoptysie; jamais de points de côté. En un mot,
phénomènes pulmonaires peu frappants.

Mais en même temps que la toux, avait commencé l'amaigrissement avec perte de l'appétit. Puis vinrent les sueurs
nocturnes abondantes. Jamais il n'y eut de diarrhée.

La soif est très-vive; les urines abondantes et claires.

Aujourd'hui, le malade est arrivé au dernier degré de maigreur et d'affaiblissement; les jambes, envahies par un
œdème qui remonte jusqu'au scrotum, forment par leur
volume un contraste frappant avec le reste du corps.

Au sommet gauche de la poitrine, en avant et en arrière,
matité. Au même point, souffle caverneux et gros râles
humides abondants.

L'urine, essayée par la chaleur et l'acide nitrique, se prend
en masse.

Je prescris le quinquina et les toniques.

Le 11, les phénomènes locaux et généraux se sont aggra-
vés. Plus d'appétit. Le quinquina est supprimé et j'ai re-

cours à la tisane de chiendent nitrée. Pour relever l'appétit, je prescris trois cuillerées à bouche par jour de sirop
de lactophosphate de chaux. Je conseille très-vivement au
malade d'essayer de manger un peu de viande.

Le troisième jour, l'appétit se relève, l'œil est plus vif,
l'œdème paraît moins exagéré et l'urine forme un coagulum
moins dense.

A partir du 19, je prescris un purgatif chaque semaine.

Le 26, le sel de nitre est supprimé et remplacé par une
dose de 40 centigrammes de tanin. Le sirop est continué
et l'amélioration marche si régulièrement, que le 15 novembre l'œdème avait disparu.

A cette date, les pieds ayant légèrement enflé de nouveau, je prescris encore un peu de nitrate de potasse et
tout disparaît.

Le 22 novembre, le malade, notablement engraissé et
jouissant toujours d'un excellent appétit, trouve ses forces
suffisamment revenues pour demander à sortir, afin de surveiller des affaires urgentes.

Du côté du poumon, aucune amélioration ne s'est produite, mais les urines, essayées de nouveau par les réactifs ordinaires, ne donnent plus qu'un très-léger nuage
d'albumine.

OBSERVATION II.

(Communiquée par le Dr *Paquet, de Lille.)*

**Albuminurie aiguë soumise à l'influence du phosphate de
chaux. — Guérison en un mois.**

En février 1871, je suis consulté pour le nommé C. N...,
âgé de 16 ans, compositeur d'imprimerie.

Cet ouvrier, indemne de toute tare héréditaire et jouissant ordinairement d'une bonne santé, a été, quatre mois après son entrée à l'atelier, exposé à un refroidissement subit, qui eut les conséquences suivantes :

Douleur à la région lombaire avec fièvre, pendant plusieurs jours ; l'appétit disparaît, la face devient pâle et bouffie. Puis survient la diarrhée avec œdème des jambes.

L'urine, pâle et abondante, donne par les réactifs un abondant précipité d'albumine.

Je fais suspendre le travail et prescris l'usage de la viande crue et de 50 grammes de sirop de lactophosphate de chaux par jour.

Le quatrième jour du traitement, la diarrhée s'arrête et l'appétit reparaît. — Le 15e jour, plus de bouffissure de la face ; l'urine est encore un peu troublée par la chaleur et l'acide nitrique.

Le 30e jour, l'albumine a complétement disparu et ce jeune homme, se sentant suffisamment fort, veut reprendre son travail, malgré mon opposition.

Il consent cependant à prendre quelque temps encore le lactophosphate de chaux à la dose de 25 grammes de sirop.

La guérison s'est maintenue et aujourd'hui, deux ans après ces faits, la santé est encore très-bonne.

OBSERVATION III.

(Communiquée par le Dr PAQUET.)

Cachexie saturnine. — Albuminurie chronique. — Phosphate de chaux. — Guérison.

N... B..., ouvrier cérusier, a eu à plusieurs reprises des accidents saturnins variés. Il y a 4 ans, un commencement de paralysie des extenseurs fut traité avec succès par l'électricité.

Depuis 8 mois, l'appétit a complétement disparu, le teint est devenu cachectique, la face bouffie et le liseré des gencives très-prononcé. L'affaiblissement est tel que tout travail est devenu impossible.

Le traitement par les purgatifs et la limonade sulfurique ne donne aucun résultat; les forces décroissent avec une telle rapidité que le malade est obligé de garder tout à fait le lit.

L'urine contient une forte proportion d'albumine.

Je recours alors aux reconstituants, c'est-à-dire à la viande crue et au sirop de lactophosphate de chaux, dont je prescris 50 grammes par jour. — 15 jours après, la situation est profondément modifiée, l'appétit très-vif; les forces se relèvent si rapidement, qu'à la fin du second mois, le malade reprend son travail, malgré un avis contraire de ma part.

Ce fut une imprudence, car, six semaines après, se produisait une rechute.

L'ouvrier, très-estimé du chef de la maison, est alors traité aux frais de ce dernier, qui exige un repos absolu et le retour au traitement qui déjà a produit des résultats incontestables.

Cette fois, les soins furent continués 4 mois entiers, pendant lesquels l'albumine se montra en proportion constamment décroissante et disparut enfin d'une manière définitive.

Depuis lors, cet ouvrier a repris son travail et ne l'a pas suspendu un seul jour depuis un an. Un fait bien curieux, et que nous tenons à noter en terminant, c'est que, avant cette épreuve, B... n'était jamais resté 3 mois sans éprouver un de ces accidents que produit régulièrement l'intoxication saturnine.

Cette dernière observation nous montre un des

modes d'élimination de l'albumine chez les cachectiques. Dans certains cas, ce phénomène se présente sous d'autres formes.

Ainsi, des malades préalablement débilités voient, dans le cours d'une affection aiguë, se former sur les plaies ou les vésicatoires, de fausses membranes plus ou moins épaisses et résistantes, qui ne disparaîtront que lorsque l'économie, ayant recouvré l'activité de ses fonctions physiologiques, pourra donner à la lymphe plastique sécrétée par les surfaces dénudées, une organisation normale, qui remplacera ces produits rudimentaires dans lesquelles on retrouve à peine quelques éléments figurés.

L'observation transmise par le Dr Delzenne nous en offre un exemple frappant.

OBSERVATION IV.

(Communiquée par le Dr Delzenne.)

Pleuro-pneumonie grave. — Adynamie. — Fausse membrane épaisse à la surface d'un vésicatoire. — Bons effets du phosphate de chaux.

M. Bl..., 53 ans, d'une constitution très-faible, est atteint chaque année de bronchites prolongées. Pris de nouveau, le 8 février 1871, de toux avec fièvre, il resta jusqu'au 25 mars sans songer à se soigner sérieusement.

A cette date, commence une diarrhée qui ne cède qu'après huit jours de traitement énergique et laisse le malade très-affaibli. La toux n'avait pas cessé.

Le 14 avril, survient une pleurésie à droite, avec dyspnée. Pouls, 130.

Trois larges vésicatoires, couvrant tout ce côté de la poitrine, sont appliqués successivement.

Le 18, reparaît la diarrhée avec un caractère remarquable de fétidité et d'abondance. J'en triomphe en quelques jours, et dès le 24, le pouls tombe à 90, l'état local et général s'améliore suffisamment pour me faire considérer la convalescence comme définitivement établie.

Cependant, ce même jour, dans la soirée, je suis appelé de nouveau et je me trouve en présence d'une pneumonie qui a envahi tout le lobe inférieur droit. Entre autres moyens employés pour combattre cette nouvelle affection, je prescris sur le point affecté un vésicatoire de 15 centimètres sur 20.

Le 25, nouveau retour de la diarrhée colliquative. — La prostration est profonde; je la combats par la potion de Todd, le vin de Bordeaux et l'extrait de quina, 4 grammes. La pneumonie semble suivre sa marche régulière; mais, malgré les toniques, l'état général ne se relève pas.

Le 28, quatrième accès de diarrhée coïncidant avec l'état suivant de la surface dénudée par le vésicatoire : Une pulpe grisâtre la recouvre complétement; elle saigne au moindre contact, lequel produit chaque fois une douleur que le malade compare à celle qui résulterait d'une application de fer rouge.

Le 29, fausse membrane résistante, lardacée, de plusieurs millimètres d'épaisseur, laissant sourdre un pus abondant et sanieux. Le malade, étendu sur le côté gauche, est immobile et dans un tel état d'affaissement que l'on peut à peine entendre ses paroles.

Je prescris, outre le régime précédent, six cuillerées à bouche de sirop de lactophosphate de chaux, espérant ainsi relever la vitalité et l'état général.

1ᵉʳ mai. Peu de changement.

2 mai. L'appétit renaît, la face est moins atone et l'œil plus vif; la fausse membrane s'enlève d'une seule pièce, sans déterminer d'écoulement sanguin et laissant à nu une surface vive.

Cataplasme et cérat saturné.

3 mai. Appétit très-vif; surface du vésicatoire bourgeonnant avec activité et donnant fort peu de pus. Elle a cessé d'être douloureuse.

7 mai. La cicatrisation est complète; le 10, le malade se lève et, à partir de ce moment, la convalescence ne subit aucun temps d'arrêt.

Enfin, dans la diphthérie, contre laquelle la médecine a vainement épuisé toutes ses ressources, ce n'est plus sur les surfaces dénudées seulement que l'albumine se condense en fausses membranes, les muqueuses enflammées sont elles-mêmes envahies, et je n'ai pas à signaler les conséquences de la propagation du mal jusque dans le larynx.

Le fait observé jadis par le Dʳ Riant et dont j'ai fait l'objet, il y a quatre ans, d'une communication à la Société médicale d'observation, nous montre à quels résultats il est possible d'arriver, quand on agit avec toute l'énergie voulue. Cependant, il pouvait, à cette occasion, rester encore quelques doutes dans l'esprit des lecteurs : nous n'avions pas vu les fausses membranes. Le même reproche ne peut être adressé aux deux observations du Dr Filleau que je cite plus loin.

J'hésite d'autant moins à signaler ces résultats à mes confrères, que dans un cas semblable, si la médication n'est pas couronnée de succès ; si le médecin, en face des progrès de l'asphyxie, se voit forcé de recourir à la trachéotomie, il sera d'autant plus autorisé à concevoir des espérances, que le malade aura été placé, par l'agent reconstituant, dans de meilleures conditions de réparation. Pour ma part, toutes les fois que je me trouve en présence d'un enfant atteint d'une de ces affections qui provoquent la sidération des fonctions nutritives, telle que fièvres continues, angines pultacées ou couenneuses, etc., j'ai coutume de prescrire, comme sirop édulcorant de toutes les boissons, vin ou tisane, le sirop de lactophosphate de chaux.

OBSERVATION V.

(Communiquée par le Dr RIANT.)

Croup. — Imminence de la trachéotomie. — Lactophosphate de chaux à haute dose. — Guérison.

Le Dr Riant, à qui mon ami Dusart et moi avions fait part du désir que nous avions de prescrire le lactophosphate de chaux dans le croup et l'angine couenneuse, a profité de l'occasion suivante pour réaliser ce souhait :

« Je fus appelé, nous écrit-il, le 24 novembre, auprès de la petite V..., qui n'offrait alors que les symptômes d'une bronchite avec fièvre ; des râles muqueux s'entendaient dans toute l'étendue de la poitrine.

Le 25, il y avait, en outre, de la laryngite, et la fièvre avait augmenté. Vomitif.

Dans la nuit, le Dr Vivier est appelé en mon absence et constate beaucoup de dyspnée, avec raucité de la voix. Vers cinq heures du matin, accès de suffocation. — On ne constate pas de fausse membrane dans la gorge, et les vomissements provoqués par le sulfate de cuivre n'en entraînent pas non plus.

Dans la matinée, les menaces d'asphyxie se répétèrent ; alors on appela en consultation M. le Dr Archambault, qui, après avoir examiné la petite malade, jugea l'opération nécessaire et fit tout préparer pour la trachéotomie, qui pouvait devenir urgente d'un moment à l'autre.

En effet, la voix était éteinte : l'inspiration, pénible et sifflante, était marquée par une grande dépression du ventre à chaque respiration. Le pouls était incomptable et l'agitation extrême ; à tout moment, l'enfant portait la main à la gorge, comme pour arracher quelque chose qui l'étouffait.

Ce fut à ce moment que je commençai à donner à l'enfant le lactophosphate de chaux, par cuillerée à dessert d'heure en heure. Je lui fis prendre en même temps un peu d'alimentation qu'elle refusa d'abord, puis accepta plus facilement. Sous cette influence, on vit d'abord un peu de calme renaître, et enfin du sommeil, qui arriva pendant quelques heures de la nuit et fit le plus grand bien.

Le 27 au matin, le Dr Archambault, qui pensait venir pour opérer la petite malade, constata d'abord une diminution dans les phénomènes d'asphyxie et remit à plus tard la trachéotomie.

Toute la journée du 27, le lactophosphate fut continué ; le soir, on vit l'enfant notablement mieux, avec une respiration plus libre.

Le 28, on ne songe déjà plus à l'opération, et le 29, on peut répondre du succès, car l'enfant mange avec appétit et n'offre plus aucune gêne de la respiration.

Malgré l'absence de la fausse membrane de la gorge, nous ne pouvons cependant douter que nous n'ayons eu affaire à un croup laryngé, que l'emploi du phosphate de chaux a contribué à guérir.

OBSERVATION VI.

(Communiquée par le Dr FILLEAU.)

Croup chez une petite fille de dix ans. — Lactophosphate de chaux. — Guérison.

Le 1er mars, je suis appelé, pendant la nuit, chez M. Mal.., demeurant rue Chapon, n° 8, pour une enfant prise subitement, au milieu de son sommeil, d'une quinte de toux avec suffocation.

Je trouve une fillette de dix ans, dont le tempérament scrofuleux est accusé par l'existence d'une blépharite ciliaire et par une ancienne cicatrice de kératite ulcéreuse de la cornée droite.

Quinze jours auparavant, l'enfant avait eu une rougeole légère, pour laquelle aucun médecin n'avait été appelé. Depuis lors, elle a conservé une toux catarrhale sans gravité.

En interrogeant les parents, j'apprends que, depuis deux jours, la voix est couverte et la toux revient par quintes.

L'enfant a saigné du nez dans la soirée.

La région parotidienne présente un double gonflement, sensible surtout à droite.

De fausses membranes enveloppent totalement les deux amygdales, le bout de la luette, l'extrémité de l'épiglotte et remonte dans les fosses nasales.

Pouls, 110.

A l'auscultation, je trouve le murmure vésiculaire affaibli.

Un vomitif, administré aussitôt, détermine de nombreux vomissements, avec expulsion de fausses membranes résistantes et un abondant saignement de nez.

Dans la matinée, nouvelle hémorrhagie nasale assez abondante pour affaiblir la malade et donner de sérieuses inquiétudes.

Appelé en consultation, le Dr Chéron, frappé de la faiblesse de cette enfant, est d'avis de ne pas revenir aux vomitifs et d'administrer le sirop de Dusart à haute dose pour relever les forces.

L'enfant en prend 4 cuillerées à bouche dans la journée du 2 mars.

Dans la soirée, elle prend un potage au tapioca. Un second potage lui est donné pendant la nuit, sur sa demande.

Le 3 au matin, émétique. Pas d'épistaxis. — Six cuillerées de sirop. — Quatre potages. — Six heures de bon sommeil.

Le 4, les fausses membranes ont cessé de s'étendre. J'en détache une grande partie avec facilité. Le gonflement parotidien diminue.

Potage. — Six cuillerées de sirop. — Vin de quina.

Le 5, une fausse membrane peu étendue s'est reformée à droite; je la détache comme les premières en promenant une éponge sur les parties envahies. A gauche, la muqueuse, à vif, semble enduite sur certains points d'une légère couche opaline. Six cuillerées à bouche de sirop. — Viande crue. — Les surfaces dénudées rendent la déglutition pénible.

Le 6, même dose de sirop. — La gorge se déterge. — A gauche, la cicatrisation est complète.

Le 7, les deux amygdales sont revenues à l'état normal. — Le régime reconstituant est maintenu jusqu'au 17 ; la dose de sirop est graduellement diminuée, puis le phosphate est abandonné le 30, sauf une cuillerée tous les deux jours, pour maintenir l'activité des fonctions de nutrition.

La voix, restée longtemps étouffée, reprend enfin son timbre normal vers le milieu d'avril. A ce moment, il ne reste plus trace du passé.

OBSERVATION VII.

(Communiquée par le Dr FILLEAU.)

Angine couenneuse grave chez un adulte. — Lactophosphate de chaux. — Guérison. — Paralysie consécutive.

Le 30 avril 1874, je suis appelé, rue du Grand-Chantier, n° 5, chez le nommé Julien J..., fabricant de couvertures.

Cet homme, d'un excellent tempérament et vivant au milieu de bonnes conditions hygiéniques, se plaint depuis deux jours de douleurs de gorge, occupant les deux amygdales et s'accompagnant de fièvre et de courbature.

A l'examen, je trouve les deux amygdales, la luette, voile du palais, d'un rouge intense. Les amygdales sont d'un volume tel que, la déglutition devenant impossible, je fais quelques mouchetures au bistouri. Vomitif.

1er mai. La nuit a été agitée. — Sur l'amygdale droite une fausse membrane recouvre les points atteints par la scarification.

2 mai. La fausse membrane a envahi les deux côtés. — Jus de citron.

3 mai. Toute la gorge est tapissée de fausses membranes adhérant avec force. Région parotidienne tuméfiée à droite. — Ganglions sous-maxillaires développés du même côté. Fièvre, abattement. — Toutes les deux heures, une cuillerée à bouche de sirop de Dusart.

4 mai. Même état, continuer le traitement.

5 mai. Les fausses membranes sont arrêtées dans leur marche envahissante.

6 mai. Les fausses membranes s'enlèvent avec facilité sur presque toute la surface.

7 mai. Les fausses membranes ne se sont pas reproduites. — La surface qu'elles couvraient présente une teinte opaline.

8 mai. Une éponge imbibée de sirop est promenée sur toute la gorge.

9 mai. Toute la partie qui avait été atteinte est aujourd'hui parfaitement nette. Le malade, en voulant boire un peu vite, s'aperçoit qu'une partie du liquide est rejetée par le nez.

11 mai. La gorge reste à peine un peu plus rouge qu'à

l'état normal. — La paralysie du voile du palais est très-nette ; les liquides sont beaucoup moins facilement avalés que les solides ; la voix est nasonnée.

Jusqu'au 20, je fais maintenir la dose de sirop à quatre cuillerées.

20 mai. La paralysie se localise au côté droit du voile du palais et envahit tous les muscles du côté correspondant de la face.

Cette hémiplégie disparaît peu à peu. Aujourd'hui, 25 juin, elle a fait place à une paraplégie qui fait des progrès malgré tous mes efforts. L'état général est bon.

En résumé, le phosphate de chaux, en se combinant à l'albumine, la solidifie et lui permet de se fixer à l'état de tissus dans l'économie. Il diffère en cela des phosphates alcalins qui sont dissolvants.

Voici les conséquences de cette propriété :

1° Il condense à l'état solide les sucs albumineux qui imprègnent les parties molles des sujets lymphatiques ;

2° Quand, par suite d'intoxications chroniques, de maladies infectieuses, de cachexies, ou de causes diverses, l'albumine tend, soit à s'éliminer par les reins, soit à se concréter sous forme de produits membraneux à la surface des plaies ou des muqueuses enflammées, le phosphate de chaux, en favorisant son assimilation et son passage à l'état de cellules et de fibres de toute nature, s'oppose à son élimination par les divers procédés que nous venons de signaler.

CHAPITRE III.

Du phosphate de chaux.

§ 1. — DANS LE TRAITEMENT DES FRACTURES ET DES PLAIES.

Dans un premier mémoire, publié par les *Archives générales de médecine et de chirurgie* (1869-70), nous avons établi expérimentalement l'absorption du phosphate de chaux et son influence dans le traitement des fractures. Remettant à plus tard une étude *clinique* plus complète de ce sujet, nous avons dès lors cité plusieurs faits observés dans le service de M. le professeur Dolbeau, à l'hôpital Beaujon, et que nous reproduisons plus bas.

Dans un second travail [1], nous avons fait ressortir le rôle reconstituant du lactophosphate de chaux dans la phthisie, dans les maladies des femmes enceintes et des nourrices et enfin dans la

______

1. *De l'Inanition minérale dans les maladies,* par L. O. Dusart. Paris, Delahaye.

dyspepsie, après avoir rappelé de nouveau les succès qu'il procure dans le rachitisme.

En 1874, le Dr Blache présentait à la Société de thérapeutique, un mémoire où le phosphate de chaux était étudié sous un nouveau jour et montrait de quel secours il pouvait être dans le traitement d'un certain nombre de *cachexies*.

Enfin, nous l'avons montré aux prises avec les formes adynamiques de certains états fébriles et avec les difficultés que l'on rencontre fréquemment dans les convalescences.

Nous nous proposons de terminer cette série de recherches par l'étude du rôle du lactophosphate de chaux, non-seulement dans le traitement des fractures simples, mais aussi des plaies des parties molles et des fractures compliquées des plaies.

Nous pensons que, devant l'évidence des faits, les cliniciens feront bon marché des théories plus ou moins désintéressées par lesquelles on a cherché à jeter des doutes dans leur esprit sur la valeur thérapeutique du phosphate de chaux.

FRACTURES. — Dans la plupart des cas, les

fractures surprennent l'homme au milieu d'une santé normale.

Si la lésion est simple, un appareil aussi peu compliqué que possible et le choix d'une alimentation convenable font tous les frais du traitement et suffisent.

Mais il n'en est pas toujours ainsi. Tantôt la surface oblique des fragments s'oppose à leur coaptation, tantôt des contractions musculaires persistantes déplacent les fragments et troublent la formation du cal.

Pour surmonter ces difficultés, on a imaginé tout un arsenal de moyens contentifs, à la création desquels l'esprit ingénieux des fabricants d'appareils s'est appliqué avec plus ou moins de succès.

Dans tous ces cas, le chirurgien n'est guère tributaire que de la mécanique et, nous le savons, les ressources ne manquent pas de ce côté. Mais il est à la prompte consolidation des fractures un autre obstacle, contre lequel on restait trop souvent impuissant jusqu'ici. Celui-là reconnaîtrait pour cause l'état général du blessé et réclame l'intervention des agents thérapeutiques.

Tantôt l'appétit disparaît, par suite d'un long séjour au lit et de l'immobilisation ; tantôt l'accident frappe des sujets autrefois rachitiques ou dont les fonctions de nutrition, affaiblies par un vice héréditaire ou acquis, se suspendent complétement à la suite de ce dernier choc. Dans de telles conditions, le travail de réparation est nul ou très-faible et la consolidation reste en suspens durant de longs mois. Souvent même, malgré l'immobilisation la plus effective, les fragments restent indépendants ou ne se soudent que par un cal fibreux.

Ici sans doute, malgré leur insuffisance, les appareils contentifs sont encore nécessaires ; mais une nouvelle indication s'impose avant toute autre à l'attention du chirurgien. Il faut relever l'activité des fonctions de nutrition et assurer l'assimilation des éléments réparateurs, surtout de ceux que recommande leur origine minérale. On trouve dans les traités classiques le conseil de donner, en pareil cas, tous les toniques, tous les excitants connus. Quelques chirurgiens prononcent même le nom de phosphate de chaux, mais ils se hâtent de déclarer qu'il ne faut pas

compter sur ses effets, quoiqu'il paraisse si natu-
rellement indiqué par la nature même de la lésion.

On ne s'étonnera pas de ce résultat si on se
rappelle que le médicament ne fut longtemps présenté que sous forme d'une poudre presque inso-
luble et ne se prêtant nullement à l'absorption.
Cependant, quelques essais avaient été faits et
suivis de résultats encourageants.

Ainsi, nous trouvons, dans la *Gazette hebdomadaire* de 1856, le compte rendu d'expériences
instituées par A. Milne Edwards, d'abord sur des
lapins et des chiens, puis, à l'hôpital Cochin, sur
des blessés du service de M. le docteur Gosselin.
L'expérimentateur ne nous dit pas à quelle dose
il prescrivit la poudre d'os calcinés ; il ne parle
pas de l'influence du médicament sur l'état général, et cela se comprend si on considère la faible
proportion de médicament susceptible d'absorption sous cette forme ; mais il annonce des succès
très-nets et incontestés.

Cependant, son exemple ne fut pas suivi, et
M. le professeur Gosselin lui-même, sous les
yeux duquel les faits avaient été observés, ne paraît pas s'en être souvenu depuis dans sa pratique.

De cette époque jusqu'à l'apparition de notre premier travail, nous ne trouvons plus guère dans les publications périodiques qu'une simple observation, due à M. Fano.

Ce chirurgien rapporte (*Union médicale*, juillet 1859) qu'une dame, jadis rachitique, après avoir vu deux fois de suite se ramollir un cal en apparence solide, n'arriva à la consolidation définitive de sa fracture qu'après avoir pris pendant quelque temps du phosphate de chaux.

Cette fois, ce fut au phosphate acide, phosphate monocalcique, que l'on eut recours. Le cas est d'autant plus digne de remarque, que le médicament ne peut être administré qu'à de très-faibles doses, à cause de son acidité et de son goût désagréable. Ajoutons qu'à cet inconvénient déjà sérieux, le produit en question en joint un autre, celui de ne pouvoir reconstituer le phosphate de chaux normal des os, phosphate tribasique, qu'en empruntant aux aliments ou au sang la notable proportion de chaux qui lui manque.

Tel est, à peu près, le bilan des essais faits dans les temps modernes pour appliquer le phosphate de chaux au traitement des fractures.

Dès que nous fûmes en possession d'une préparation dans laquelle le phosphate normal est rendu soluble et assimilable en toutes proportions, notre premier soin fut de reprendre cette question au double point de vue expérimental et clinique. Nous avons donc cherché à appliquer au traitement des fractures, avec ou sans complications locales ou générales, les propriétés reconstituantes que nous avions trouvées au lactophosphate de chaux.

Rappelons en peu de mots les recherches expérimentales dont les détails ont été publiés dans les *Archives générales de médecine*.

Chez les cochons d'Inde de même portée, nous avons pratiqué des fractures dans des conditions identiques. Puis, faisant deux séries égales des animaux en expérience, nous avons donné aux uns le lactophosphate de chaux mêlé aux aliments, tandis que les autres ne recevaient aucun médicament. Les repas terminés, tous vivaient en commun.

Or, les ayant sacrifiés après un certain temps, nous avons constamment trouvé chez les animaux traités par le phosphate un cal beaucoup plus précoce, plus solide et plus volumineux. La balance de précision a révélé, dans le poids des os fracturés de cette série, une augmentation supérieure d'un tiers à celle que présentaient les animaux soumis au régime ordinaire.

A propos d'expériences sur les animaux, qu'on nous permette de faire une remarque sur l'article, très-souvent cité, que M. Sanson a fait paraître dans la *Gazette hebdomadaire* (avril 1874).

L'auteur rapporte des essais faits sur des animaux bien portants, recevant, c'est lui qui le reconnaît, des aliments contenant *plus de phosphate de chaux qu'ils n'en pouvaient absorber*. C'est à de tels sujets que l'on administre, en supplément, d'énormes proportions de phosphate de chaux précipité, c'est-à-dire assez peu assimilable, et on s'étonne ensuite qu'il n'y en ait pas d'absorbé. Bien plus, de ces expériences faites avec *une seule* préparation de phosphate, l'auteur conclut que le phosphate de chaux ne s'assimile point, *quelque préparation qu'on lui ait fait subir pour le rendre* diffusible dans les sucs digestifs !

Quelle valeur attribuer à de pareilles recherches ? Et cependant c'est certainement là le travail cité avec le plus d'éloges par les adversaires du phosphate de chaux !

L'observation clinique ne tarda pas à confirmer de tous points les faits observés sur les animaux en expérience. Ce travail intense de réparation osseuse s'est même traduit chez un certain nombre de blessés par un phénomène spécial que nous tenons à signaler.

Plusieurs malades du service de M. Dolbeau, à Beaujon, auxquels on donnait le médicament à haute dose, 6 grammes par jour, accusèrent dans le membre fracturé des *fourmillements* que l'on faisait cesser ou reparaître à volonté, en suspendant ou en reprenant le phosphate de chaux.

Citons-en quelques exemples :

OBSERVATION I.

Salle Sainte-Clotilde. — Hôpital Beaujon.

Alexandrine S..., 35 ans, tempérament sanguin, état général excellent, entre le 13 juillet 1867 dans le service de M. Jarjavay, pour une fracture de l'humérus gauche, partie moyenne, causée par une chute d'un deuxième étage, fracture comminutive avec complication de plaie de peu d'étendue. Au bout de quatre mois, la production du cal ne paraissant pas avoir commencé, on opère le frottement des surfaces osseuses, afin de déterminer une congestion arti-

licielle. Cette manœuvre n'amène aucun résultat et, au
1er janvier 1868, la mobilité des deux fragments est complète
comme au premier jour. Jusqu'au 8 mai, le membre, placé
dans un appareil silicaté, se trouve dans le même état que
précédemment. A ce moment, la malade ne peut soulever
l'épaule sans douleur et accuse, quand elle déplace le bras,
un crépitement déterminé par le frottement des extrémités
des os. La flexion des doigts est douloureuse.

La malade ne mentionne aucune sensation particulière dans
la partie fracturée ; la sensibilité semblerait plutôt émoussée.

Le 8 mai, elle reçoit aux repas, trois fois par jour, une
cuillerée de sirop de lactophosphate de chaux, représen-
tant 1 gramme de sel : au bout de huit jours, la dose est
doublée.

Dès la première semaine, la malade, dont l'appétit était
bon jusque-là, mange avec avidité et ne peut attendre
l'heure des repas ; elle reçoit, dans l'intervalle, du pain pour
calmer sa faim. Cette surexcitation des fonctions nutritives
dure trois semaines environ, puis l'appétit revient à l'état
normal.

A partir du cinquième jour de traitement, la malade se
dit plus forte et est tourmentée du besoin de se mouvoir ;
elle accuse, dans les jambes, dans les bras et surtout dans
la partie fracturée, *une sensation de fourmillements et de
picotements continus*.

Au bout de quinze jours, elle peut plier les doigts et les
faire mouvoir vivement, sans douleur ; elle soulève en avant,
et facilement, le bras immobile jusque-là.

Le 8 juin, après un mois de traitement par le lactophosphate de chaux, l'appareil silicaté est enlevé et l'on constate
la présence d'un cal déjà résistant ; du reste, la malade
n'accuse plus, en déplaçant le bras, le crépitement des surfaces osseuses.

L'administration du lactophosphate de chaux est continuée, à la même dose de 6 grammes par jour, et cette forte quantité de phosphate introduite dans l'économie ne trouble en rien la santé générale.

Le fourmillement, très-vif pendant la première semaine, est toujours sensible, mais va en décroissant.

Le 7 juillet, on enlève l'appareil; la consolidation est presque complète. — La malade sort le lendemain de l'hôpital.

OBSERVATION II.

Charles D..., maçon, a, le 1er mai, une fracture des deux os de la jambe droite, avec plaie à la partie interne, au niveau de la fracture, siégeant au tiers inférieur du membre. Le 1er juin, la plaie est guérie, mais le cal est encore très-mou, l'état général est satisfaisant, l'appétit ordinaire.

Le 3 juin, on administre au malade, au commencement de chaque repas et trois fois par jour, deux cuillerées de sirop de lactophosphate de chaux, soit 6 cuillerées renfermant 6 grammes de sel. Après 24 heures, l'appétit s'est développé, et vers le huitième jour, il devient excessif. Le malade réclame de la nourriture entre les repas; il accuse, principalement dans la jambe fracturée, *une sensation assez vive qu'il compare à celle produite par l'électricité et à des picotements nombreux.* Le teint s'est coloré et le malade dit sentir dans les membres une grande vigueur, qu'il rapporte à l'action du médicament. Le 20 juin, on constate la formation d'un cal déjà résistant; il y a cependant encore de la mobilité. Le membre est placé dans un appareil inamovible...

OBSERVATION III.

X..., entré à l'hôpital le 12 juin 1868, est atteint d'une fracture de l'humérus, vers la partie moyenne. Il est bien portant, quoique très-pâle; son appétit est ordinaire. Depuis son entrée à l'hôpital, le bras est placé dans un appareil silicaté, et la formation du cal suit sa marche normale.

Le 9 juillet, l'appareil enlevé, on constate un travail de consolidation déjà avancé. Interrogé sur les sensations que la fracture lui faisait éprouver, le malade déclare n'avoir jamais ressenti rien d'appréciable.

On replaça alors le bras dans l'appareil silicaté et on attend huit jours avant d'administrer le lactophosphate de chaux.

Pendant ce temps, on interroge le malade à plusieurs reprises; il mentionne à chaque fois le même état d'insensibilité.

Le 17, on administre une cuillerée de lactophosphate de chaux, aux trois principaux repas; soit 3 grammes par jour. Le 19, augmentation d'appétit très-marquée. — Jusque-là, aucune sensation particulière dans la partie fracturée.

La dose de sirop est doublée; le 22, l'appétit est devenu excessif. Le malade accuse, dans la partie fracturée, un travail intime qu'il compare à des fourmillements. Les jours suivants, la sensation est plus vive. On suspend le médicament pendant quatre jours; *tout phénomène a disparu le* quatrième. Le sirop est alors repris à la même dose; *le troisième jour après la reprise, le malade accuse de nombreux fourmillements.....*

Ces faits se passent de commentaires et l'on admettra facilement qu'un agent susceptible de provoquer des phénomènes locaux d'une telle intensité, en même temps que le réveil ou l'augmentation des fonctions de nutrition, ne soit pas sans influence sur la durée du traitement.

Cette influence de la substance médicamenteuse sur la durée du traitement ressortira bientôt plus clairement de la lecture des faits constatés par le Dr Paquet, celui-ci ayant pu faire des observations comparatives et en nombre suffisant. Cependant nous croyons qu'on ne lira pas sans intérêt les faits suivants :

OBSERVATION IV.

(Recueillie par le Dr DELZENNE.)

Le 5 août 1869, le jeune Ferri, fils d'un riche fermier, jouant avec ses frères, fit une chute si malheureuse qu'il se brisa la jambe à 10 centimètres au-dessus des malléoles. Le blessé, âgé de 18 ans, est d'un tempérament lymphatique et d'une santé ordinairement bonne. L'appétit est médiocre.

Je fais sans peine la coaptation et, après avoir appliqué un appareil, je prescris quatre cuillerées par jour de sirop de Dusart.

Trois jours après, l'appétit est intense et persiste jusqu'à la fin du traitement. Je recommande instamment le repos le plus absolu, défendant au malade de se lever ou de faire aucun mouvement sans mon autorisation formelle.

En dépit de ces mesures, le vingtième jour, le malade, trop jeune pour être prudent et poussé, du reste, par un impérieux besoin de mouvement, enlève l'appareil et pose le pied à terre.

Le vingt-deuxième jour, je le trouve levé et appuyant fortement sur le membre blessé. Effrayé, je le fais coucher, j'explore le membre fracturé et ne rencontre aucune déviation. Le cal est très-volumineux et résistant. Je me retire en conseillant encore de s'abstenir de tout exercice pouvant compromettre les résultats acquis.

Mes conseils ne sont nullement suivis, et un mois après, quand je rencontre ce blessé qui n'a pas cessé de marcher avec le seul appui d'une canne, je ne puis que constater la persistance de la guérison.

OBSERVATION V.

(Recueillie par le Dr Dusart.)

Maurice J..., âgé de 7 ans, fait, le 8 juin 1867, une chute de 4 mètres, à travers la trappe d'un grenier. Appelé aussitôt, je constate une fracture du col du fémur droit. La réduction est des plus faciles, et je n'ai recours, pour tout appareil, qu'à une grande attelle externe, à chaque extrémité de laquelle sont fixés des lacs en caoutchouc, destinés à s'opposer à la rétraction du membre, en prenant leur appui dans le pli de l'aine et au-dessus des malléoles. L'enfant, essentiellement lymphatico-nerveux, est pâle, irritable, indocile et ordinairement sans appétit. Dans l'état de santé, ce n'est qu'au milieu des jeux qu'on peut lui faire accepter un peu de nourriture. Aussi, pendant la première journée refuse-t-il tout aliment.

Dès le lendemain, je prescris trois cuillerées de lacto-phosphate de chaux et, au bout de 24 heures, ses parents constatent un appétit très-notable, et cela, malgré son séjour au lit.

Les suites de la fracture sont des plus normales ; le vingt-deuxième jour, je commence à faire exécuter au membre quelques mouvements que j'étends beaucoup le vingt-cinquième.

Le 8 juillet, le malade peut se lever.

Quelque temps après, il fit, à pied, pour venir me voir, un trajet de deux heures sans fatigue et sans claudication. Il est impossible de reconnaître à la marche le côté blessé et l'enfant, dont l'appétit s'est toujours maintenu, jouit d'un embonpoint qu'on ne lui connaissait pas avant sa chute.

Il est inutile de multiplier les faits de ce genre. Il est certain que plus le traitement sera court, moins seront grandes les chances de raideurs articulaires et d'affaiblissement général par un trop long séjour au lit.

Dans certains cas, l'amélioration de l'état général permet de triompher des complications survenant sur des points éloignés du siége de la fracture, comme nous le voyons dans le fait suivant :

OBSERVATION VI.

(Recueillie par le Dr Dusart.)

Fracture du col du fémur chez un homme de 55 ans. — Vaste anthrax sur l'omoplate gauche. — Phénomènes typhiques graves.

R..., manouvrier, âgé de 55 ans, bien constitué et encore robuste, tombe d'un échafaudage, se brise l'extrémité inférieure du radius droit et le col du fémur du même côté, le 30 juin 1869.

Appelé près de lui, je constate, outre l'existence des deux fractures, celle d'une ecchymose s'étendant de l'aisselle jusqu'au genou du même côté.

J'applique les appareils appropriés et prescris trois cuillerées, par jour, de sirop de lactophosphate de chaux. Ce conseil n'est pas suivi et tout semble bien marcher jusqu'au 15 juillet.

A cette date, il se développe, au niveau de la fosse sous-épineuse de l'omoplate gauche, un *anthrax* énorme. La fièvre est vive; le 21 et le 22, agitation; trois frissons très-violents; l'appétit est absolument nul.

Le 22, la face est terreuse, sans expression, la peau de tout le corps est sèche et brûlante.; les yeux excavés, les lèvres, les dents et la langue sèches et couvertes d'un enduit fuligineux, dénotent un état si manifestement grave, que le bruit de la mort du malheureux blessé se répand dans le voisinage. J'apprends que le lactophosphate de chaux n'a jamais été pris et j'en fais administrer aussitôt deux cuillerées sous mes yeux, recommandant très-vivement d'en donner six cuillerées par jour.

Cette fois, je fus obéi ; le 23, le malade n'a pas eu de frisson, mais l'état général ne s'est guère amélioré.

Le 24, le malade a dormi. Il a mangé avec plaisir. La diarrhée, qui était abondante, s'est arrêtéé.

Le 26, plus de fièvre ; transformation complète : les traits sont aussi vifs qu'ils étaient abattus quatre jours auparavant. L'appétit est énorme ; la suppuration de l'anthrax est peu abondante et bien liée. La plaie, longue de 9 centimètres et large de 6, est pansée avec l'alcool et se cicatrice rapidement.

Malgré cette grave complication, les fractures se sont si rapidement consolidées que le 15 août, quarante-cinq jours après l'accident, le malade commence à se lever. Il reprend complétement ses occupations le 30 septembre.

§ 2. — FRACTURES AVEC PLAIES COMMUNIQUANTES.

Abréger le traitement, prévenir la production d'un cal fibreux en assurant une consolidation parfaite, maintenir enfin pendant le séjour au lit, un état général satisfaisant, tels sont les avantages que le lactophosphate a procurés dans les cas cités plus haut.

Ce ne sont ni les seuls, ni même les plus importants, le traitement des fractures simples étant assez rarement entravé et suivi d'insuccès.

L'action du médicament est surtout utile dans les cas de fractures *compliquées de plaies* communiquant avec leur foyer. Dans ces circonstances, en effet, où le malade se trouve constamment sous la menace de complications, telles que : érysipèle, gangrène, phlegmon diffus, nécroses, la plupart des modificateurs de la nutrition restent souvent insuffisants.

Même lorsque l'on évite ces graves accidents, le traitement est si long, la suppuration si abondante que le patient s'épuise et reste déprimé longtemps encore après la fermeture des plaies. Nous pouvons rapprocher de ces faits les amputations pratiquées sur des sujets débilités, soit par une affection générale, soit par une suppuration antérieure.

Ici, ce n'est plus seulement un agent localisé dans son intervention qu'il faut voir dans le phosphate de chaux, mais un excitant général des fonctions de nutrition et nous avons vu par le travail du Dr Blache, cité plus haut, que le sel calcaire a fréquemment été d'un puissant secours dans le traitement des cachexies.

Les faits observés par les Drs Lacronique, Paquet, Pinel et Chéron, nous montrent qu'il facilite et rend plus prompte la guérison des fractures compliquées de plaies et qu'il permet d'opérer avec succès des malades chez lesquels toute opération paraissait devoir être rendue impossible par la gravité de l'état général.

Voici comment le Dr Paquet, professeur de médecine opératoire et chirurgien de l'hôpital Saint-Sauveur, à Lille, résumait, en 1872, les résultats de ses premières recherches thérapeutiques sur le sirop et le vin au lactophosphate de chaux :

L'emploi de ce sirop et de ce vin me paraît surtout indiqué lorsqu'il existe un trouble profond de la nutrition, dans quelque partie que ce soit de l'organisme.

A l'hôpital Saint-Sauveur, dans le service de clinique chirurgicale dont je suis chargé, et en ville, j'ai remarqué que l'emploi du lactophosphate de chaux abrégeait la durée de la consolidation du cal.

Une fracture du *col anatomique* de l'humérus a été complétement guérie dans l'intervalle de 32 jours ;

Une fracture de l'olécràne en 18 jours ;

Deux fractures de cuisse en 52 et 55 jours ;

. Une fracture de la mâchoire inférieure en 15 jours ;

Une fracture de jambe, avec *esquilles et plaie considérable* communiquant avec le foyer de la fracture en 72 jours.

Si l'on compare ces résultats avec ceux que l'on obtient chez les malades à qui le lactophosphate de chaux n'a pas été administré, on trouve des écarts considérables, tout à l'avantage du lactophosphate de chaux.

(Dr PAQUET.)

Nous croyons pouvoir rapprocher de ces faits le cas suivant, où nous voyons une amputation suivie de lésions osseuses rester le siége de fistules intárissables jusqu'au jour où le phosphate de chaux amène, avec la guérison de l'os, la fermeture des fistules.

OBSERVATION VII.

(Communiquée par le Dr Lacronique, chirurgien principal de l'armée.)

Ostéomyélite et nécrose du fémur, suite d'amputation. — Faiblesse profonde. — Sirop au lactophosphate. — Guérison.

L..., atteint d'un coup de feu à la cuisse, dut subir l'amputation du membre fracturé.

A la suite de l'opération, une ostéomyélite se déclara dans toute la partie supérieure du fémur, avec nécrose et sortie de nombreux *séquestres* par plusieurs fistules.

Appelé près de lui le 6 octobre 1871, je le trouvai profondément affaibli, par une longue suppuration. De ce jour au 9 juin 1872, j'ai successivement recours à tous les moyens locaux et généraux pour combattre le mal : le tout sans résultat notable.

Je prescris alors le sirop de Dusart, en commençant par quatre cuillerées à bouche, puis diminuant graduellement à mesure que l'amélioration fait des progrès.

La nutrition se relève ; les forces reviennent ; les fistules se ferment successivement, et le 23 juillet 1872, le malade est complétement guéri.

Dans l'observation suivante, le phosphate de chaux intervient en relevant d'abord l'état général d'une façon suffisante pour rendre l'opération possible et assurer ensuite une cicatrisation complète de la plaie d'amputation.

OBSERVATION VIII.

(Communiquée par le Dr LACRONIQUE, *chirurgien principal de l'armée.)*

Dégénérescence fongueuse du tarse. — Cachexie. — Retour des forces sous l'influence du sirop au lactophosphate. — Amputation, cicatrisation rapide.

M. G..., âgé de 50 ans, est atteint depuis 18 mois d'une dégénérescence fongueuse de tous les os du tarse.

Ce malade ayant perdu l'appétit depuis le début de son mal, est aujourd'hui profondément amaigri, faible et présente une teinte jaune-paille caractéristique. Il éprouve une véritable répulsion pour les aliments de toute nature.

Ne pouvant l'opérer dans un tel état, je prescris le sirop de Dusart, à la dose de trois cuillerées à bouche par jour, le 13 juin 1872.

Le sixième jour, le malade mange sans dégoût pour la première fois.

L'état général se relève graduellement : le teint devient clair, les lèvres se colorent, la maigreur diminue.

L'opération, jugée dès lors possible, est pratiquée avec succès et, le 18 septembre, la plaie d'amputation étant parfaitement cicatrisée, je laisse le malade dans un état de santé tout à fait normal.

Nous croyons utile de rappeler encore une autre observation due au même chirurgien, parce qu'elle nous semble très-propre à démontrer tout aussi bien l'influence du médicament sur l'état général que sur la lésion osseuse.

Le fait est, du reste, intéressant comme cas pathologique.

OBSERVATION IX.

(Recueillie par le Dr LACRONIQUE, chirurgien principal de l'armée.)

Le nommé Bobilia, d'une excellente constitution, né de parents sains, n'offre aucun antécédent scrofuleux ni syphilitique. Cet homme est atteint, sans que l'on puisse découvrir aucune cause à son mal, d'un gonflement douloureux de toute la région maxillaire inférieure des deux côtés.

L'affection ayant débuté le 20 février 1872, va en augmentant rapidement. Les dents se déchaussent et tombent; de nombreux abcès se forment, suivis de fistules produisant une suppuration abondante et livrant passage à des séquestres osseux. Le 20 mai, le doigt explorant la région ne trouve plus sur aucun point de résistance osseuse appréciable.

Le malade, affaibli par la suppuration et par l'impossibilité de se nourrir, arrive à un état voisin de la cachexie.

Du 3 mars au 7 juin, je prescris inutilement tous les toniques et les modificateurs généraux indiqués par l'affection et par l'état du malade. Enfin, le 7 juin, je commence l'usage du lactophosphate de chaux à la dose de quatre cuillerées à bouche par jour.

Dès le 5e jour, l'appétit reparaît : le malade accepte avec plaisir l'alimentation en rapport avec l'état de la bouche. Peu à peu les fistules se tarissent, le gonflement diminue ; au milieu de l'empâtement général de la région, on sent quelques points résistants, indices d'un commencement d'ossification. La partie inférieure de la figure reprend sa forme normale et, le 15 septembre, le maxillaire étant en partie reconstitué et toutes les plaies fermées, je cesse mes visites.

§ 3. — PLAIES DES PARTIES MOLLES.

On a vu combien le phosphate de chaux avait eu de peine à se faire accepter dans le traitement des fractures et d'autres lésions osseuses, telles que celles du rachitisme et de la scrofule. Avec de semblables dispositions, il était tout naturel que personne ne songeât à le faire intervenir dans le traitement des plaies. Il y avait cependant deux bonnes raisons pour en agir autrement. D'abord, le phosphate, on ne le nie plus aujourd'hui, relève l'appétit, active les fonctions de nutrition et met par cela même le blessé dans de bonnes conditions générales pour arriver à une réparation active.

La seconde raison est moins généralement con-

nue et n'a guère frappé jusqu'ici que les physiologistes. Nous l'avons développée dans le mémoire
des *Archives générales de médecine* et plus spécialement encore dans le premier chapitre du volume
intitulé : *De l'Inanition minérale.*

Nous voulons parler de la part active que le
phosphate de chaux prend directement à la constitution de tous les tissus, végétaux ou animaux,
de nature azotée. Nulle partie de ces tissus ne
peut se former sans l'intervention du phosphate
de chaux, et celui-ci n'en peut être extrait sans
amener la destruction complète de la substance
albuminoïde.

Le phosphate de chaux est moins abondant ici
que dans les os; mais il est démontré que l'activité de formation des tissus mous varie avec la
proportion de phosphate de chaux contenu dans
les sucs nourriciers; il n'y est donc pas moins
indispensable. Comme conséquence de ce dernier
fait, l'on est autorisé à dire que dans tous les cas
où une plaie se produira, les liquides de l'économie destinés à la réparation auront d'autant plus
de plasticité, qu'ils contiendront une plus grande
proportion de sel de chaux.

Nous trouvons dans le règne animal une remarquable confirmation de cette règle. C'est parce que toute leur économie est constamment saturée de phosphate de chaux provenant des os, leur nourriture ordinaire, que les omnivores arrivent avec une aussi grande rapidité à la cicatrisation de leurs plaies. Cette faculté spéciale est bien connue des vétérinaires et des physiologistes.

Pour faire passer ces données du domaine de la physiologie dans celui des applications thérapeutiques, un dernier pas restait à franchir. Les occasions n'ont malheureusement pas manqué pendant les événements de 1870-1871, spécialement pendant les deux siéges de Paris, où les conditions des blessés étaient rendues si défavorables. Dans le premier, le défaut d'alimentation se joignait à l'influence de toutes les causes morales et physiques de dépression; dans le second, les excès alcooliques rendaient presque fatalement mortelles toutes les blessures, même légères.

On verra par les quelques exemples cités plus bas, que l'administration du lactophosphate de chaux amena toujours un double résultat. D'une part, l'appétit des blessés se relevait et devenait vif, ramenant avec lui l'entrain et l'amélioration morale. D'autre part, l'aspect des plaies, se modifiant rapidement, présentait, au lieu de surfaces blafardes, baignées d'un pus de mauvaise nature, des bourgeons d'un rouge vif, peu élevés, recouverts d'une lymphe transparente comme une sorte de vernis et ne produisant plus qu'une faible proportion d'un pus de bonne nature.

Il semble donc légitime d'affirmer que l'observation clinique a justifié de tous points les prévisions inspirées par le résultat des expériences physiologiques.

OBSERVATION X.

Vaste plaie par éclat d'obus. — Suppuration de mauvaise nature ; état général grave. — Sirop de lactophosphate de chaux. — Guérison.

Pendant le siége de Paris, on apporta à l'ambulance de la rue de Londres, placée sous la direction de M. le Dr Chéron, un jeune marin atteint par plusieurs fragments d'obus. La face, les bras, la cuisse avaient été frappés en six endroits différents, mais sans gravité.

La septième plaie, au contraire, était des plus sérieuses. Elle mesurait 31 centimètres sur 18 et occupait la place du mollet droit, totalement enlevé par le principal éclat du projectile.

L'irrigation continue réussit à prévenir la réaction violente que l'on pouvait craindre. Mais lorsqu'on l'eut suspendue, la plaie entière était recouverte par une eschare dont les bords grisâtres fournissaient une abondante suppuration sanieuse et très-fétide.

Aucun travail d'élimination ne se prononçait, et d'autre part le blessé, déprimé déjà par des fatigues excessives et le froid humide des casemates, restait plongé dans la stupeur et l'apathie.

L'appétit était nul, les forces diminuaient de jour en jour ; la peau terne, la face grippée, faisaient craindre à bref délai une terminaison fatale.

C'est alors que M. le Dr Chéron résolut de recourir à l'emploi du sirop de Dusart, qui fut donné dans les premiers jours à la dose de 5 à 6 cuillerées à bouche par jour, puis successivement diminué.

Dès le troisième jour, le malade demande à manger. Depuis lors l'appétit, chaque jour plus vif, devient tel, qu'il n'est plus possible d'astreindre le malade à un nombre fixe de repas. En même temps, la peau se colore et la gaieté revient.

La plaie est rapidement détergée ; la suppuration, de sanieuse et fétide, devient épaisse et de bonne nature. Elle diminue de jour en jour, et vers le huitième, ne donne guère plus d'un verre à liqueur de pus.

L'eschare détachée laisse à nu une vaste plaie, d'un rouge vif, dont la surface, recouverte de fins bourgeons et comme veloutée, semble enduite d'une couche d'un vernis transparent.

Dès lors, la cicatrisation fit de si rapides progrès, que, le soixante-huitième jour, le jeune marin sortait parfaitement guéri.

Ce qui, dans cette observation, a surtout frappé l'attention de M. le Dr Chéron, ce fut la rapidité avec laquelle, sous l'influence de la préparation de M. Dusart, se transforma l'état général, tandis que la surface de la plaie subissait, de son côté, une modification qui lui donna l'aspect d'une blessure fraîchement faite par un instrument tranchant.

OBSERVATION XI.

(Communiquée par le Dr Pixel.)

Plaie du mollet par éclat d'obus. — Réunion par première intention.

Dans les premiers jours de mai 1871, on apporta à l'ambulance de la rue Balzac, que je dirigeais, un artilleur nommé B..., homme puissamment musclé et d'une santé antérieure excellente.

Étant à la porte Maillot, il avait été atteint au mollet par un éclat d'obus qui avait déterminé une vaste plaie mesurant 20 centimètres en tous sens, avec décollement des muscles divisés.

Le jour même de son arrivée, je relevai les lambeaux pendants de la plaie, et les maintins par une plaque de caoutchouc.

Je prescrivis en même temps le sirop de Dusart à la dose de six cuillerées à bouche par jour.

Au bout de quarante-huit heures, j'enlevai le pansement. Les lambeaux s'étaient réunis par première intention.

La fièvre fut modérée, l'appétit excellent ; la plaie prit un aspect vif et le pus se montra de bonne nature.

Depuis ce jour, la surface de la plaie se recouvrit de bourgeons charnus serrés et peu volumineux ; la suppuration, quoique assez abondante, conserva sa bonne nature.

Cependant, deux cas d'érysipèle s'étant déclarés dans la

salle, notre blessé en subit le contre-coup, car la suppuration parut se tarir pendant près d'une demi-journée, puis
elle se rétablit parfaitement.

Tout marchait bien ; la plaie des téguments diminuait de
jour en jour ; l'appétit et les forces du malade, se maintenant
en excellent état, faisaient prévoir une très-prochaine guérison, lorsque les troupes régulières entrant dans Paris,
l'ambulance fut évacuée et je perdis ce malade de vue.

OBSERVATION XII.

(Communiquée par le Dr LACRONIQUE, *chirurgien principal
de l'armée.)*

**Plaie par éclat d'obus. — Mauvais état général et local. —
Sirop de lactophosphate de chaux. — Guérison.**

M. B... est blessé, le 26 mai 1871, par un éclat d'obus qui
produit une vaste plaie du creux poplité.

De ce jour au 10 juin 1872, la cicatrisation n'a fait aucun
progrès.

Le malade, épuisé par une abondante suppuration, a perdu
l'appétit. Il est presque cachectique.

Le 10 juin 1872, deux cuillerées de sirop de lactophosphate de chaux ; plus tard, je porte la dose à quatre cuillerées.

Le 15 juin, l'appétit renaît ; la plaie devient plus vive, la
suppuration moins abondante.

Le 2 août, la cicatrisation faisant de grands progrès, la
santé générale étant satisfaisante, le malade suspend l'usage
du sirop.

Le 15, la pourriture d'hôpital atteint la plaie et détruit
tout le résultat du travail cicatriciel.

Le 8 septembre, le sirop est pris de nouveau ; les fonctions de nutrition se relèvent ; la cicatrisation recommence avec activité jusqu'à la guérison définitive, qui fut obtenue le 20 novembre.

Voici enfin une observation, due à M. le docteur Lannelongue, où l'action du phosphate de chaux n'a pas été moins manifeste que dans les cas précédents. Il s'agit, comme on le verra, d'un enfant épuisé par l'abondance de la suppuration d'une plaie par brûlure et que le phosphate de chaux tira de la position la plus critique.

OBSERVATION XIII.

(Communiquée par le Dr Lannelongue, *professeur agrégé, chirurgien des hôpitaux.)*

Brûlure très-étendue, occupant les deux jambes, chez un enfant de 8 ans. — Épuisement par suppuration. — Sirop de lactophosphate de chaux. — Modification locale et générale — Guérison.

Mon excellent collègue, M. le Dr Paul Hybord, m'appela en consultation près du fils de M. de C..., 20, rue de Verneuil. Le feu, communiqué aux vêtements de cet enfant avait produit, un peu plus d'un mois auparavant, de vastes brûlures des deux jambes qui s'étendaient, à gauche, depuis le creux poplité jusqu'à 4 à 5 centimètres au-dessus du talon, et occupaient en surface les deux tiers postérieurs de la circonférence du membre. — A droite, la brûlure, moins étendue en longueur, présentait la même largeur.

De chaque côté, la lésion avait atteint le troisième degré, sauf sur les bords où elle était au second.

Les deux plaies produisaient un pus très-abondant qui épuisait le blessé. Celui-ci devint tellement irritable, qu'on hésitait à l'approcher, même pour le panser, et qu'il était insupportable à tous ceux qui l'entouraient. Les digestions étaient pénibles et l'appétit nul, tous les aliments étaient refusés. La pression au-dessus de l'ombilic et à droite déterminait une assëz vive douleur.

Mon confrère et moi nous résolûmes de recourir aux moyens suivants : 1° pansements rares, pour lesquels nous fîmes choix des pansements ouatés ; 2° relever l'état général par les toniques, au premier rang desquels le sirop de Dusart dont j'avais déjà constaté les bons effets. Ce médicament fut prescrit d'abord à la dose de 3, puis 4 et enfin 5 cuillerées à bouche par jour.

En peu de temps nous pûmes constater une heureuse modification dans l'état général. L'appétit se releva ; les digestions devinrent faciles et l'éréthisme nerveux tendit à disparaitre.

En même temps que la suppuration diminuait, nous fûmes frappés du changement produit à la surface des plaies, qui se recouvrirent d'un bourgconnement ferme et grenu et prirent une couleur d'un rouge vif.

Ayant obtenu ce premier succès, nous pûmes faire transporter ce jeune malade à Neuilly, où le traitement fut continué dans un milieu hygiénique plus favorable.

Plus tard, la surface des plaies se réduisant de plus en plus et l'état général étant devenu excellent, le jeune de C... partit en Belgique, au milieu de sa famille, où il acheva de se rétablir.

Il est inutile de multiplier les citations : celles qu'on vient de lire suffisent amplement pour montrer l'accord qui existe entre les résultats de la clinique et ceux de l'expérimentation physiologique. Du reste, depuis bientôt dix ans que nous poursuivons nos recherches, il est peu de médecins qui n'aient eu l'occasion de recourir à la médication phosphatée, dans les maladies où l'inanition intervient comme élément important. Il en est peu, par conséquent, dans l'esprit desquels l'efficacité de cette médication laisse encore des doutes.

Quelques écrivains, amis du paradoxe et de la théorie quand même, pourront bien encore mettre en doute la réalité de l'absorption du phosphate solubilisé par l'acide lactique, comme on en voit encore aujourd'hui mettre en doute l'utilité de la médication ferrugineuse. Mais l'ensemble des faits cliniques se charge de répondre de telle sorte que les sourds volontaires resteront seuls à ne pas entendre.

On peut considérer aujourd'hui le phosphate de chaux comme définitivement rangé parmi les agents de la thérapeutique active. Sa place nous semble devoir être fixée, non pas auprès du mercure, de l'iode et des altérants, comme le fait encore la dernière édition de Trousseau et Pidoux ; mais entre le fer et les principes alimentaires, c'est-à-dire parmi les toniques analeptiques, au premier rang des agents de nutrition.

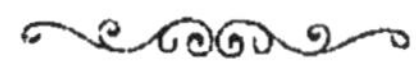

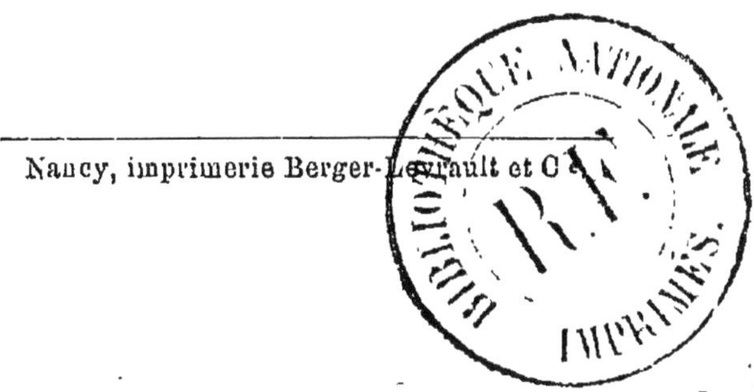

Nancy, imprimerie Berger-Levrault et Cie

9 782019 252359